◦ 国医养生经典 家庭保健常备 ◦

满江 易磊◎主编

《黄帝内经》养生经

《HUANGDI NEIJING》
YANGSHENG JING

青岛出版集团 | 青岛出版社

图书在版编目（CIP）数据

《黄帝内经》养生经 / 满江，易磊 主编. -- 青岛：青岛出版社，2014.9

ISBN 978-7-5552-0793-1

Ⅰ. ①黄… Ⅱ. ①满… ②易… Ⅲ. ①《内经》-养生（中医）Ⅳ. ①R221

中国版本图书馆CIP数据核字(2014)第127530号

书　　名　《黄帝内经》养生经

主　　编　满　江　易　磊

出版发行　青岛出版社

社　　址　青岛市崂山区海尔路182号（266061）

本社网址　http://www.qdpub.com

邮购电话　0532-68068091

责任编辑　刘晓艳　郑万萍

封面设计　陈保全

装帧设计　潘　婷

印　　刷　三河市双升印务有限公司

出版日期　2014年9月第1版　2025年3月第4版第7次印刷

开　　本　16开（710mm × 1000mm）

印　　张　8

字　　数　100千

书　　号　ISBN 978-7-5552-0793-1

定　　价　39.80元

编校印装质量、盗版监督服务电话　4006532017　0532-68068050

本书建议陈列类别：养生保健类

序言

《黄帝内经》的养生智慧

《黄帝内经》是我国著名的中医典籍之一，又称《内经》，分为《素问》《灵枢》两部分。《素问》偏重于人体生理、病理，疾病治疗原则、原理，以及人与自然间的关系等理论阐释；《灵枢》则偏重于人体解剖、脏腑经络、腧穴针灸等说明。尽管中医学界争论各异，但鲜有背离《黄帝内经》者，否则，将对中医学中各个临床疾病的认识、诊断、治疗原则、选药处方等无从理解和实施。

秉承这样的认识，本书没有固执地对那些词句进行翔实的考证，而是提取精华，将那些切实可行的养生之法整理编排。民以食为天，但饮食不比有人买电脑和手机——只认贵的不选对的，也不能跟着感觉走——想吃什么就点什么，而要饮食有节，要“对胃”。比如“五谷为养”，告诉人们膳食调养的时候要吃好饭，而具体怎么吃呢？黄入脾，所以，早餐最好适量吃点小米粥，这样就能使脾胃健康，尤其对脾胃不好的人很有好处。再比如，很多人无论大病小病，身体一不舒服就往药店跑。然而，是药三分毒，那怎么办呢？有病了自然不能硬扛，这个时候，可以用点儿身体土生土长的“大药”——经穴。很多人有心慌、心气不足的感觉，这时按摩一下膻中穴问题就解决了；有的女性患有痛经，按摩一下足三里、关元、气海等穴就能缓解。

《黄帝内经》认为生命的根本就是阴阳平衡，也就是说只有掌握了天地阴阳变化的规律，顺从阴阳的消长，适应四时的变迁，人体机能才能够维持正常，生命才能得以延长。所以，养生要顺应天时变化——春夏养阳，秋冬养阴。

就研读《黄帝内经》本身来说，就是一种静心修身的养生行为。《黄帝内经》在告诉人们养生之法的同时，对人们身边耳熟能详的文化现象，还进行了详细的诠释，在丰富养生信息之余，还可让人们领略中医传统文化的智慧与玄妙。

《〈黄帝内经〉养生经》提取了《黄帝内经》中的精华，在实用的基础上，更是对那些天人相应、阴阳平衡、惜精保气等养生大道进行了深入浅出的阐述，旨在指导读者拥有养生智慧，从而健康长寿。

编者

目录

第一章　习《黄帝内经》，明“中国式养生”

第二章　经穴是宝：通则气血盈，塞则百病生

第一章

习《黄帝内经》，明『中国式养生』

《黄帝内经》是一部冠以中原各族先祖『黄帝』之名的传世巨著，在理论上建立了中医学的阴阳五行学说、脉象学说、藏象学说、经络学说、病因学说、病机学说、病症学、诊法学、论治及养生学、运气学等。在中华民族数千年繁衍生息的漫漫历史长河中，它的贡献功不可没。中医在数千年的历史中，秉承『中国式养生』让国人受益匪浅。

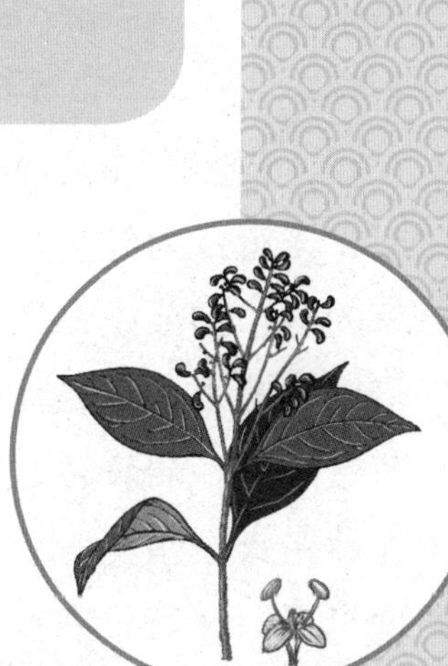

《黄帝内经》——中医学的奠基之作

《黄帝内经》是一部向“内求”的医学典籍，即通过揭示人体的内在规律，来探索人体生命健康长寿的秘诀。尽管书里面的药方仅有13首，但通过内观人体的五脏六腑，甚至内观气血的流动，运用调整气血、调整经络、调整脏腑的方法来达到使人健康、长寿的目的。这不仅为正确认识生命提供了一种切实可行的方法，更是从根本上，通过内观、体悟、直觉为疾病防治提供了依据。

《黄帝内经》中的长寿养生经

从历史的常识不难知道，以“经”命名的图书在浩瀚的中华文化典籍中其实为数不少。为大家所熟知并得到广泛认可的就有《易经》《道德经》《黄帝内经》。

《易经》与《道德经》无论是通过图书还是电视等形式，已较早地进入了人们的视线；而《黄帝内经》则相对地处于一种“孤寂”的状态。现在就让我们拂去尘埃，揭开它的神秘面纱。

《黄帝内经》简称《内经》。面对这样一部奇书，我们不禁要问，《黄帝内经》是谁的手笔？为什么用“黄帝”命名？是黄帝所著的吗？抑或是在数千年前，人们就了解了名人的轰动效应，进而借以“黄帝”之名而成呢？我们知道，“黄帝”非“皇帝”，相传黄帝姬姓，居轩辕之丘，故名轩辕，是中国古史传说时代的古帝。在黄帝灭了蚩尤一统天下之后，《黄帝内经》就带着一种帝王之气面世了。《黄帝内经》的出现让相当数量的医书逐渐隐退，正是从这个意义上，我们说《黄帝内经》在医学界完成了另一种意义上的统一。

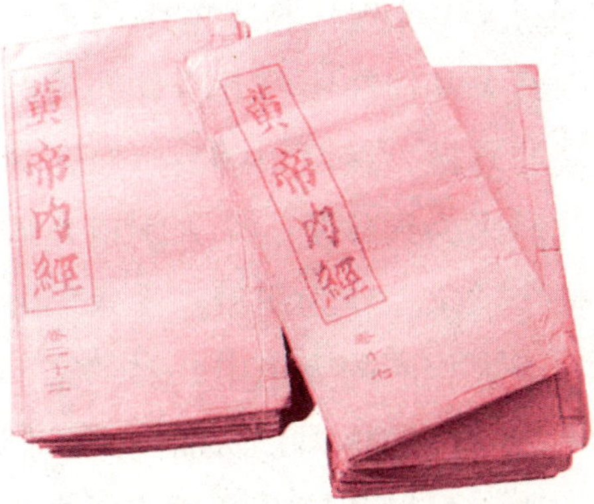

那么，这样的一部历经岁月沉淀下来的《黄帝内经》，到底是一部什么样的经书呢？不少人认为《黄帝内经》是讲人体内在生命规律的书。有的人结合现代医学，干脆认为《黄帝内经》就是讲内科疾病的一本书。若将《黄帝内经》之“内”确定在某一个点上，无异于盲人摸象。这里的“内”更多的是指一种与外相对应的“内求”，一种与表相对应的“里”，一种与表象相对应的本质。

从内容上看，《黄帝内经》原书18卷。其中9卷名《素问》；另外9卷无书名，汉晋时被称为《九卷》或《针经》，唐以后被称为《灵枢》。《黄帝内经》非一人一时之作，主体部分形成于战国至东汉时期。《素问》《灵枢》各81篇，共162篇。《素问》主要论述了自然界变化的规律，以及人与自然的关系等，《灵枢》的核心内容为脏腑、经络学说。《素问》和《灵枢》在宋之后就正式成为《黄帝内经》的两大组成部分。作为一部研究人体生命的医学巨著，该书涉及了生理学、病理学、诊断学、治疗原则和药物学等方面，并在理论上建立了中医学上的“阴阳五行学说”“脉象学说”“藏象学说”“经络学说”“病因学说”“病机学说”“病证”“诊法”“养生学”“运气学”等。但就是这样一部洋洋洒洒几十万字的经典之作，收载的成方仅区区13首。可以说，这些印证了《黄帝内经》的“内求”这一根本性的特征。

教人“内观”，如何来做到这一点呢？我们知道，西医可以通过解剖来做到，通过X线等现代技术的手段来了解内部脏器的运行情况，而《黄帝内经》却能在不打开身体的情况下，来实现对人体内部从宏观到微观的掌握，甚至了解到气血在身体内部的状态，这凭的是一种“象”。因为天体是一个大宇宙，人体是一个小宇宙，大小宇宙之间有一个“象”作为纽带。那人们又是如何来识别这个“象”呢？就是在天人相应的大道中，对“象”所涵盖的内外、表里相互关系的一个规律性的认识，从而内观我们的五脏六腑，观看我们的气血流动，进而倡导从气血畅通、经络与脏腑和谐相处的格局来养生，以求得长寿。然而，在人们不理解它的时候，往往认为它是一种玄学。

《黄帝内经》的基本特点

《黄帝内经》是一部关于宇宙、天地、生命现象的伟人著作，是几千年中国人医疗、养生的指导书。

《黄帝内经》较为系统地讲述了人体的生理、病理、疾病治疗的原则和方法，使中医学正式以一种完整理论体系的形式在世界医学上占据了一席之地，而且从一开始就旗帜鲜明地表明了立场：治未病。从这个意义上讲，《黄帝内经》是医学，更是医道。因为它并没有长篇累牍地去讲述如何对疾病进行治疗，而是详细地论述了如何对身体进行“未病”时的防患。在生命的航程上，《黄帝内经》更像是一位循循善诱的长者智慧地引导后生顺应自然的力量，遵循生命的本性去生活、去做人。

（1）《黄帝内经》——乐善好施的和事佬

得了病就要用药，这是常理。西医用西药，以《黄帝内经》为源头文化的中医用的是中药。虽然都用药，但用药的初衷是不一样的。中医用药是在帮助身体，因为他们相信人体的五脏六腑本性良好纯真，整个人体处于一种浑然天成的和谐格局之中，每个人都可以凭借自己天生的自身组织系统来捍卫身体的健康。而且人生于天地之间，应采纳自然精华，故中医用的都是那些顺应自然的手段；而西医采用的则是一种近乎战争式的捍卫，在他们看来，身体就是一个很私密的领地，是私有财产中的私有财产，不容有任何的侵犯。对来犯之敌，如各种细菌、病毒等，他们没有美酒，有的就是像浓缩炸药一样的“药丸”。从这里我们也可以看出，中医是一种重整体的调和，有一种立足于“唇亡齿寒”的大局观；而西医则是在一个点上下足功夫，是一种哪里有反抗哪里就有镇压的方式。正是基于这样一种认识，西医在很大程度上把身体看成一个自我领地的版图，总是在关注每一个地方出现不和谐的可能性和现实性；而中医则在调和整体中关注各脏腑器官的协调及相生相克的关系。

（2）《黄帝内经》——淳朴亲切的长者

我们把《黄帝内经》作为医学经典，源于它无可辩驳的奠基性和博大性，但这并非说《黄帝内经》就是高高在上，需要我们顶礼膜拜的事物；相反，它的伟大恰恰在于它没有那样一种犹如飘浮在高空中的姿态，而是有其朴素的一面，可谓淳朴而亲切。

从《黄帝内经》的“品性”上我们不难看出一些端倪，《黄帝内经》讲病并没有深深地扎根于某一种具体疾病的防治上，而是宏观地展示了一种“大道”。它以人为核心，就像在对比中说的一样，从生命结构的和谐整体出发实现了把人真正当人看，而且就是在这一点上，它依然没有将人笼统、不加分析地去做一些疾患上的机械处理，相反，它因人而异，注重了人的特殊性和个体特征，甚至关注每个人的不同体质而应对不同。《灵枢·阴阳二十五人》就将人分成了二十五种体质。当然，这种体质归类还较为粗浅，但我们无法去苛求，因这种思维方式已经是难能可贵的了。

不仅如此，《黄帝内经》以哲学为基础，不仅将人文哲学作为建构医学体系的指导，同时还把哲学的核心思想直接运用于医学。其中，“一阴一阳之谓道”，就强调了阴阳的不偏不倚。如果偏阴偏阳，人的身体就会有疾病滋生。《黄帝内经》强调只有调整阴阳使之达到一种“平”与“和”的状态，病症才能在“和”中得以消解。《论语》《孟子》《中庸》，对《黄帝内经》都有直接的影响。这种“和”的文化，即使到现在我们还能在身边有所感受，比如，北京故宫博物院的太和殿、保和殿、中和殿，还有第29届夏季奥运会开幕式大型文艺表演展现的“和”字，这些都传承和印证了中华民族的“和”文化。

《黄帝内经》中的三大养生秘诀

《黄帝内经》中描写了四位长寿“代言人”，从表面上看，他们都属于看上去离我们较远的圣贤之人，那么，是否就说明《黄帝内经》在养生上，是只可远观而不可近得的呢？自然不是。这里，我们还可以从另一个人物身上来揭示《黄帝内经》中的养生秘诀。这个“人物”就是《红楼梦》中被尊称为“老祖宗”的贾母。之所以把这位“老祖宗”级别的贾母抬出来，就是因为她能在那个“七十古来稀”的年代，高寿至83岁。说来有些令人难以置信，透过对贾母日常生活的研究发现，这位老寿星的起居饮食基本暗合了《黄帝内经》的养生观点，其高寿并非是毫无依据的。

秘诀一：心宽神宁，豁达仁厚

《红楼梦》中的贾母可谓是一个典型的贤达慧秀女性的代表，虽年高，却有兴头看戏，可谓是有一种“老小孩儿”般的豁达开朗的性格。她并没有一种高高在上的“家长制”的作风，而是喜热闹戏文，更喜谑笑科诨，还与儿孙们猜灯谜取乐，和晚辈、下人打成一片，拿今天有些家长的话说就是做孩子的大朋友。因为她慈祥宽厚、和蔼可亲，自然深得晚辈们的拥戴和孝敬。这不仅有与《黄帝内经》情志调和养生上的一致，也说明了一个家和而乐的道理。

不仅如此，贾母还怜贫恤老，斋僧布施，以慈悲为怀。如元宵节看戏至深夜，贾母便命将戏暂歇：“小孩子们可怜见的，也给他们些滚汤滚菜的吃了再唱。”她的一颗慈悲敦厚的仁人之心，也正暗合了《黄帝内经》提倡养生与养德相结合的道理。

养生当中，最重要的是养心。“一生淡泊养心机”，这是一种境界、一种内涵。人都有喜、怒、忧、思、悲、恐、惊，这是人的七种情志，过了头就是七情过激。凡气之温和者寿，质之慈良者寿，量之宽宏者寿，言之简默者寿。因此，我们可以看出，人若要长寿，一方面要性格通达，另一方面又要仁厚。《黄帝内经》强调“恬惔虚无”，说“恬惔虚无，真气从之，精神内守，病安从来”。

秘诀二：顺应四时，起居有常

起居有常，其实就是现在很多人主张的好的生活习惯决定健康。坏习惯是百病之源，而好习惯作为健康人生的基础，则是长寿的“银行”。睡子午觉的习惯，就是一种令人受益一生的好习惯。

从对《黄帝内经》的学习中我们知道，人体的生发之机就是从子时开始的，这一时辰是阳气发动、万物滋生的时候，而午时，即中午11点到13点这个时间段，是阴阳相交的时候，是心的“主时”，此时就应该午休，顺应天道自然地小睡，可以储存精力并且不干扰阴阳的相交。因此，睡好子午觉就可以使心肾相交。

贾母一直坚持早睡早起、中午小睡片刻的生活习惯，顺应四时、昼夜规律而起居作息。顺应子时的气机，便可使人有生机；顺应午时的阴阳交会，便可使阴阳平和。不仅如此，贾母还经常参加适度的锻炼。例如，她很注意散步游玩，认为散步是“疏散疏散筋骨”。即使登山远眺，也不要仆人用轿子抬上去，多步行登高。

秘诀三：谨和五味，合理膳食

《素问·生气通天论》中说：“四时之气，更伤五藏（脏）。阴之所生，本在五味，阴之五宫，伤在五味。是故味过于酸，肝气以津，脾气乃绝。味过于咸，大骨气劳，短肌，心气抑。味过于甘，心气喘满，色黑，肾气不衡。味过于苦，脾气不濡，胃气乃厚。味过于辛，筋脉沮弛，精神乃央。是故谨和五味，骨正筋柔，气血以流，腠理以密，如是则骨气以精，谨道如法，长有天命。”

贾母在饮食方面，可谓是一个均衡论者，尽管她没有上升到理论的高度去评述营养均衡的重要性，甚至是“日用而不知”，但生活中的她确实是好吃的不贪食，不是特别爱吃的也不偏食、不偏选，还饥饱适中。她还特别注意避免油腻食品，并定期吃斋，适时饥饿。儿媳们给她送上螃蟹馅的饺子时，她嫌太油腻而拒吃。而对刘姥姥从乡下带来的瓜菜，她却特别喜欢。这也告诉我们一个简单的道理，生活好的标准并非是大鱼大肉，而是身体需要什么就能相应地供给。谷、果、畜、菜分别有养、助、益、充等功效，对人体机能各有所用，因此，只有在合理调配各种谷、肉、果、菜而不偏选的情况下，才能使气味和谐，满足人体精气化生的需要。

养生有道，才能健康长寿

"道"，上面是个"首"，代表头，引申为思想，加上下面的"辶"旁，一种意象就清晰地浮现出来了，即表示思想像是乘上了马车一样疾驰。人人求健康，但养生有道，悉数起来，饮食、运动、情志调节及疾患的防治都各有妙法。主要包括"不治已病治未病"、顺应天时遵"天人相应"、和谐统一循"阴阳平衡"、健康长寿守"惜精保气"。

防患于未然需"治未病"

现在很多人在治病上花费了大量的人力和财力，但还是难以摆脱疾病的折磨。渐渐地，人们在有了大量的教训后才知道"节俭不该到吝惜的地步，创业不该到忘食的境界"，并最终认识到预防疾病的重要性。岂知，数千年前"不治已病治未病"就早已经被提出来。

"未病"一词首见于《素问·四气调神论》："是故圣人不治已病治未病，不治已乱治未乱，此之谓也。夫病已成而后药之，乱已成而后治之，譬犹渴而穿井，斗而铸锥，不亦晚乎！""未病"与"已病"，"未乱"与"已乱"，在一正一反中强调了治未病的重要性。

《黄帝内经》中提出来的防病养生思想，成为我国中医一直遵循的"预防为主"的防病原则。那么如何预防呢？这里依然回到

《黄帝内经》的核心思想——阴阳要平衡，顺应大自然的规律。比如，春天的时候，遵从春天的生发之气夜卧早起。冬天万物处于闭藏之期，因此日常行为不可太过张扬、太发散。

顺应天时遵“天人相应”

《灵枢·邪客》曰：“天圆地方，人头园（圆）足方以应之，天有日月，人有两目；地有九州，人有九窍，天有风雨，人有喜怒；天有雷电，人有音声；天有四时，人有四肢；天有五音，人有五脏；天有六律，人有六腑；天有冬夏，人有寒热；天有十日，人有手十指；辰有十二，人有足十指、茎、垂以应之，女子不足二节，以抱人形；天有阴阳，人有夫妻；岁有三百六十五日，人有三百六十节；地有高山，人有肩膝；地有深谷，人有腋腘；地有十二经水，人有十二经脉；地有泉脉，人有卫气；地有草蓂，人有毫毛；天有昼夜，人有卧起；天有列星，人有牙齿；地有小山，人有小节；地有山石，人有高骨；地有林木，人有募筋；地有聚邑，人有䐃肉；岁有十二月，人有十二节；地有四时不生草，人有无子。此人与天地相应者也。”

从上面的相互对应关系可以看出，人体的形态结构与天地万物几乎存在着一种按比例缩小的相似关系，人体的结构可以在自然界中找到相对应的事物，自然与人存在一种同构的关系，在养生上理所当然就要顺应自然。道理很简单，因为“人与天地相参也，与日月相应也”。我们该如何顺应自然呢？总起来说，人禀天地之气，首先就应该掌握天地的四时变化规律，从而调和自身的成长。其间，顺则自然界的一切都会成为生命的泉源，逆则虚实不通，病情无察，常会有病来如山倒之感。

在此，我们根据侧重点的不同，从细分的角度对顺应自然做一个解析，可以用三个词来概括：适用阴阳消长、因时而异和因地制宜。

（1）适应阴阳消长

人体五脏的功能活动与自然界的阴阳消长变化相互通应，息息相关。《素问·金匮真言论》说："东风生于春，病在肝，俞在颈项；南风生于夏，病在心，俞在胸胁；西风生于秋，病在肺，俞在肩背；北风生于冬，病在肾，俞在腰股；中央为土，病在脾，俞在脊。故春气者病在头，夏气者病在藏（脏），秋气者病在肩背，冬气者病在四支（肢）。故春善病鼽衄，仲夏善病胸胁，长夏善病洞泄寒中，秋善病风疟，冬善病痹厥。故冬不按蹻，春不鼽衄，春不病颈项，仲夏不病胸胁，长夏不病洞泄寒中，秋不病风疟，冬不病痹厥，飧泄，而汗出也。夫精者，身之本也。故藏于精者，春不病温。夏暑汗不出者，秋成风疟。此平人脉法也。故曰：阴中有阴，阳中有阳。平旦至日中，天之阳，阳中之阳也；日中至黄昏，天之阳，阳中之阴也；合夜至鸡鸣，天之阴，阴中之阴也；鸡鸣至平旦，天之阴，阴中之阳也。故人亦应之。夫言人之阴阳，则外为阳，内为阴。"即认为，东风生于春季，病变就会发生在肝经，而表现在颈项。南风生于夏季，病变常发生在心经，而会在胸胁有所表现。西风生于秋季，病变常会发生在肺经，而表现在肩背。北风生于冬季，病变常会发生在肾经，而表现在腰股。中央属于土，病变经常会出现于脾经，而表现在脊背。所以说，春季作病，病症往往会集中在头颈部；而夏季作病，则病症多在心脏；秋季作病的话，则病症多在肩背；冬季为病的话，病往往表现在四肢。

由此不难看出来，精在人身，如树之根本，只有在冬季善于保养精气，春天才不容易染上温病。夏天做好了疏泄的工作，该出汗就出汗，到了秋天才不会有风疟产生。这里说的就是阴中有阳，阳中有阴，随着早晨、中午、黄昏等的时间转化，阴阳随之消长、转化。自然是如此，人也一样。

就人体而言，外为阳，内为阴；背部为阳，腹部为阴；就脏腑而言，肝、心、肺、脾、肾为阴，而胆、胃、大肠、小肠、三焦和膀胱都属于阳。春冬之病多发生在阴，夏秋生病多发生在阳。这样，了解了自然和人体的对接方式，治病防病心中就有数了。

（2）因时而异

顺应日月之节律来养生，是顺应自然养生的又一重要内容。《灵枢·岁露论》云："故月满则海水西盛，人血气积，肌肉充，皮肤致，毛发坚，腠理郄，烟垢著，当是之时，虽遇贼风，其入浅不深。至其月郭空，则海水东盛，人气血虚，其卫气去，形独居，肌肉减，皮肤纵，腠理开，毛发残，膲理薄，烟垢落，当是之时，遇贼风则其入深，其病人也卒暴。"人体经络气血的循行、思维、情志及体力等与日月的变化有一种照应的关系，月满则人体表现为思维敏捷、情志安定，体力也充沛，且气血殷实；反之，则反应迟钝，不适宜安排较为艰巨的工作，而且需要增加睡眠时间或安排一些轻松的旅游等活动。

循月的规律是如此，就是在一天之内也相类似。随着太阳的东升西落，昼夜的节律对生活的影响也就表现出来了。《素问·生气通天论》中说："故阳气者，一日而主外，平旦人气生，日中而阳气隆，日西而阳气已虚，气门乃闭。是故暮而收拒，无扰筋骨，无见雾露，反此三时，形乃困薄。"人体的阳气随着太阳在不同时段的位置变化而不断调整着自己的位置和状态，白昼的时候分布活跃在体表，而晚上则收敛在内脏。如果阳气在外不能颐养，或者内敛于里不能闭藏，则会出现病态。所以掌握了阳气昼夜的运行规律，才能避免疾病。

（3）因地制宜

因地制宜，即指了解所处的当下环境是个什么样，养生之道也宜随之有所调整。其实，这一点人们在很多时候已经有所运用，平常人们所说的“一方水土养一方人”就是这个道理。《素问·五常政大论》说：“岐伯曰：西北之气散而寒之，东南之气收而温之，所谓同病异治也。”这段话非常明确地指出了我国不同地区的气候差异对人体养生和治病的影响，养生治病时应区别对待。

总之，日月天地是个大宇宙，人身是个小宇宙。人与自然服从着同一规律，“天地之大纪，人神之通应也”。所以，人的生理、病因、病机、寿夭等都与自然节律密切相关。

和谐统一循“阴阳平衡”

我们常说“阴阳要平衡”，那么，何为阴，何为阳，到底什么是阴阳？

从中国汉字的造字法来看，有象形、会意、形声、指事、假

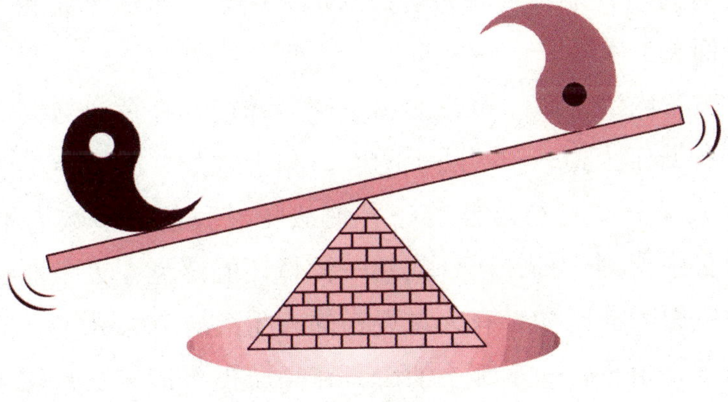

阴阳平衡

借和转注等，但要知道什么是阴阳，就得先知道“阴”和“阳”两个字的来头。从字源上看，“阴阳”都有一个左“阝”，即古文中的“阜”字，“阜”同“𠂤”。《说文解字》中记载“𠂤，大陆，山无石者”，即指一种没有石头的土山，也就是说，“阴”与“阳”都是对这个无石之山“阜”的一种形象化的描述。创字之初，“阳”就是指“阜”的日光可以照见的一面；“阴”则相反，指的是“阜”之未被日光照射到的一面。固然，这反映的是阴与阳较为原始的一种本意。随着后世不断地演化，“阴”“阳”的概念渐渐有了更广泛的外延。《素问·阴阳离合论》中曰：“黄帝问曰：余闻天为阳，地为阴，日为阳，月为阴，大小月三百六十日成一岁，人亦应之。今三阴三阳，不应阴阳，其故何也？岐伯对曰：阴阳者，数之可十，推之可百，数之可千，推之可万，万之大不可胜数，然其要一也。天复（覆）地载，万物方生，未出地者，命曰阴处，名曰阴中之阴；则出地者，命曰阴中之阳。”可见，阴阳最初的含义是非常朴素的，表示的是阳光的向背，向日为阳，背日为阴。后来，“阴”“阳”概念的外延不断扩展至气候的寒暖，方位的上下、左右、内外，以及运动状态的动与静等。一般来说，凡是运动着的、表向的、上升的、温热的、明亮的都属于阳；相对静止着的、内求的、下降的、寒冷的、晦暗的都属于阴。以天地而言，天气轻清为阳，地气重浊为阴；以水火而言，水性寒而润下属阴，火性热而炎上属阳。

《黄帝内经》以“黄帝的第一问”开篇，在黄帝与岐伯的问答中，一种养生大道——“法于阴阳，和于术数”渐至浮现出来。那么，今人又怎么看待这样的一种说法呢？我想大多数人不会在岐伯的回答中得到一种顿悟、找到一种释怀的感觉，更多地会从外部去找一些原因。比如，有人说现在的人生活压力太大了，例如，房子、车子、票子，一个都不能少，在高压下可谓是岁月如飞刀，刀刀催人老。果真如此吗？且不从社会学的角度去详加比较各时代社会的种种压力，就让我们单刀直入，在慢慢分析这个“法于阴阳，和于术数”的养生大道中探究人体健康的奥妙吧。

放眼疾病的每一个环节，以及人生的每一个细节，无不表现为一组既对立而又统一的正反现象。表里、寒热、虚实在疾病过程中的表现是如此，就是人的生死也是如此。刚面世的孩子是哭着来的，但人走的时候往往带着一种安详；人来到世界的时候，是握住拳头而来的，走的时候往往被称为“撒手人寰”。试想，这一生一死、一哭一笑、一握拳一撒手都是一种正反现象的表现。对此，都可以用阴和阳来加以概括。中国古代朴素的唯物论和辩证法思想认为世界是物质的，物质世界是在阴阳二气的推动下滋生、发展和变化的。从每组事物正反两方面对立的角度来说，表证、热证、实证可归属于阳证范畴，里证、寒证、虚证可归属于阴证的范畴。因此，阴阳是八纲中的总纲，一切病症都可以归之为阴证或阳证的大原则中。

事物都有两面，而且这两面都可以用阴和阳来进行概括，但二者的划分并没有什么严格的界限。因为世界是物质的，但同时物质又是运动变化的，所以阴阳并不是孤立和静止不变的，而是存在着相互对立、依存、消长、转化的关系。为了对阴阳的变化有一个整体的认识，现简略地做一下介绍以供参考。

（1）阴阳互根互源

类似于鸡生蛋、蛋孵鸡一样，阴与阳互根互源。中医学有“阳根于阴，阴根于阳”“孤阴不生，独阳不长”和“无阳则阴无以生，无阴则阳无以化”等论点。意思是说，阴阳相互依存，跟哲学的辩证法一样，就是相互对立而存在，相互斗争而发展，即任何阳的一面或阴的一面，都不能离开另一面而单独存在。

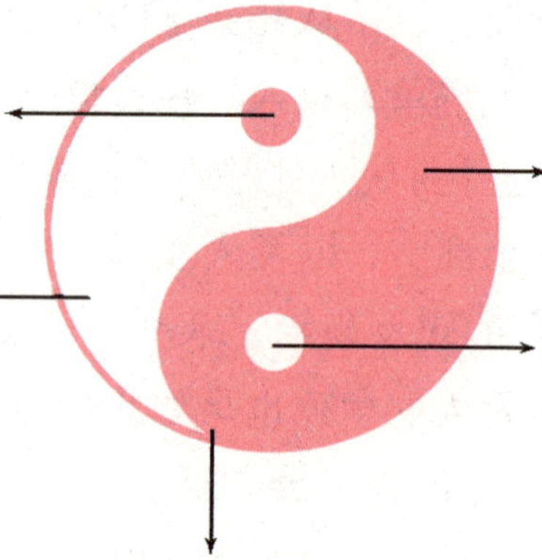

“黄帝曰：夫自古通天者生之本，本于阴阳。天地之间，六合之内，其气九州九窍、五藏、十二节，皆通乎天气。其生五，其气三，数犯此者，则邪气伤人，此寿命之本也。”从黄帝的话中我们不难明白，自古以来人与自然界的密切结合是生命的根本，阴阳是生命的根本。以自然界来说，外为阳，内为阴；上为阳，下为阴；昼为阳，夜为阴。以人体生理来说，机能活动属阳，营养物质属阴。“孤阴不生，独阳不长”，说明二者是相互依傍、存亡与共的。营养物质是人体机能活动的物质基础，但同时又需要机能活动来进行汲取。

（2）阴阳此消彼长

“阴阳相贯，如环无端”，也就是说阴阳各有“俞会”，出极还入，入极反出，内外循环周而复始，生命不息而出入无已，指阴阳双方在对立互根的基础上各自近乎钟摆一样此消彼长地运动变化着。尽管如此，这里仍然有一个阴阳平衡的问题，这就像钟的摆针一样，如果左右、上下的摆动在大致相当的幅度，则时钟就能正确地显示时间。否则，就会出现失常，于钟表来说就不能正确地告诉人们时间，于人体来说就是“阴阳消长”超出了一定的限制，不能保持相对的平衡，便将出现阴阳某一方面的偏盛或偏衰，从而导致疾病的发生。健康出了问题，人们轻则不能正常地作息，重则卧床不起，痛苦不堪。

从另一个角度看，人们也正是利用了这一理论对身体健康进行了一个表象的把握，临床上更是以阴阳的消长来说明临床的不同症候。例如，受冷后出现的胃寒腹痛、腹泻等属于阴盛；而急性肺炎，有高热、口渴、皮肤红等急性热病症状则属阳盛。当然，并非不左即右地表现为阴阳的盛衰，有些时候是因为偏虚。虚为阴，实为阳，这里的虚实是相对的。虚寒虚热都属于这种情况，如果某脏腑的阳偏虚，此为阳消，此时“阴”相对突出，因为寒属阴，故阳虚见寒证，这种现象称为“虚寒”。如果某脏腑的阴偏虚，此为阴消，“阳”相对地突出，因为热属阳，故阴虚见热证，这种现象称为“虚热”。

当然，同样可以在掌握了阴阳的消长盛衰规律的基础上，由阴阳推知身体的问题，也可以由出现的症状来反推阴阳消长的相互关系。一方面可以起到辨证作用，另一方面可以实现由病症到根本层面的病理的相互印证。具体说来，阴阳的盛衰和消长与身体病症之间有如下两大关系：一是阴证，主要表现为面色暗淡，精神萎靡，身倦肢冷，气短懒言，口不渴，尿清便溏，舌淡，脉沉细无力；二是阳证，主要表现为面红身热，心烦气粗，声大多言，口渴喜饮，尿赤便干，苔黄，脉数有力。

从阴阳消长的关系中我们不难找到身体问题的答案。为什么有时候我们出汗反而感觉到冷？为什么我们拉肚子刚两天就会瘦得跟变了个人似的？……原因就在于，阴在内，而其运动方向是对外的，“阴胜则寒”，汗出多了就降温了，这就是汗、吐、泻足以致虚！从养生上来讲，正常人行“阳道”，往往可以致“实”，会得病；而虚弱的人行“阳道”，则正好可以转壮，结果将是健康。所以说，“阳道实”只不过是一种道理，不知可致病；制而用之，足以却疾。那么，作为一种养生的大道，或者说一种养生之术，是好是坏，在于用者本人。

（3）阴阳的相对性

一会儿说“外为阳，内为阴”，一会儿又说阴阳是相对的。这是不是自相矛盾呢？其实这是一个问题的两个方面。阴与阳是说明事物的两种属性，是在阐述事物对立而统一的两个方面。而这里的“相对”，并非针对同一个参照物而言，而是针对不同的参照物而言的。换句话说，必须根据互相比较的事物而定。就人体而言我们知道，体表为阳，内脏为阴；但就内脏而言，六腑属阳，五脏为阴；而再就五脏而言，心肺在上属阳，肝肾在下属阴；就肾而言，肾所藏之“精”为阴，肾的“命门之火”属阳。由此可见，事物的阴阳属性是相对的，阴阳也是在一定层面的比较下而言的。

阴阳的相对性，还在于阴阳的属性在一定条件下可以实现相互的转化，阴可以转为阳，阳可以转为阴。如果说“阴阳的相对性”还只是一个属性上的概括的话，那么，转化则是由量变到质变的过程。中医所谓“重阴必阳，重阳必阴”“寒极生热，热极生寒”，说到底就是物极必反的意思。寒“极”时，便有可能向热转化；热“极”时，便有可能向寒转化。这也就是人们经常发现有的人尤其是小孩儿在高烧的时候，突然出现了四肢厥冷、脉微欲绝等阴寒危象的征兆。此外，临床上常见的各种由实转虚、由虚转实、由表入里、由里出表等病证变化，也是阴阳转化的例证。

总之，遵循天道自然，力求阴阳的相对平衡，是中国式养生的一大特色，也是一种养生的要略。正如《素问·阴阳应象大论》说：“黄帝曰：阴阳者，天地之道也，万物之纲纪，变化之父母，生杀之本始，神明之府也，治病必求于本。”即在认定阴阳对立统一、此消彼长的运动规律的基础上，养生之路才会越走越宽阔。

第二章

经穴是宝：通则气血盈，塞则百病生

《黄帝内经》提倡养生之事需『内求』。大病自然要看医生，需要用药物等进行治疗。而一般小病却可以通过人体自身调节得以修复——人体自有大药。在人体内有十二经脉，还有奇经八脉，这些经脉上有土生土长的养生治病的『良药』——经穴。科学利用这些经穴，不仅可以维护自身的健康，同时，还能有效地防病和治病。

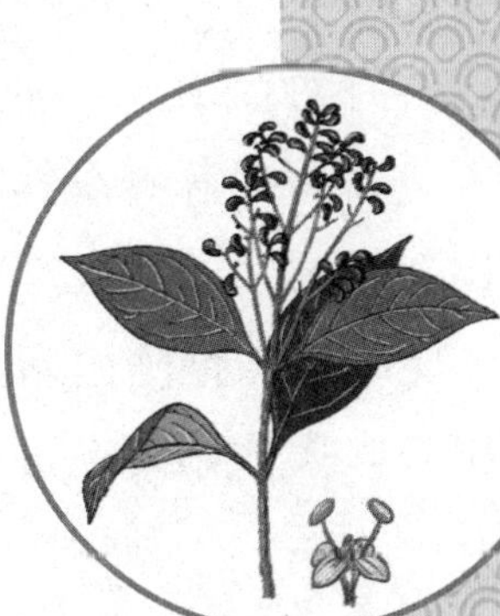

经络养生，让男人身强力壮

男人较多的是强壮的体象，但不容忽视的是，不少男人外强中干，有的人从来不吃药而一生病就撒手人寰的事实敲击着每一个人的心。所以，正应了那句广告词：其实男人也需要关怀。气血是每个人的“健康不动产”，对于男人尤为如此。男人如何实现经络养生呢？男人在外打拼，多有心火之病，所以，日常按摩可以利用胃经将气血引流，让身体不再虚弱，同时为男人的身体“查漏补缺”，守住脊柱、前胸和脚底三个“健康要塞”。

疏导气血，维护男人的健康

维护身体的健康自然需要懂得一些怎么吃、怎么穿、怎么玩的具体方法，但对一些健康原则的了解往往是更为重要的事情。这就好像我们在一艘乘风破浪的船上一样，尽管心中的目标是明确的，水手也很努力，但是，如果我们的舵没掌握好，那么，水手越努力、船的动力性能越好，我们偏离目标就会越远。那么，维护身体的健康有什么原则呢？大家都知道“流水不腐，户枢不蠹”的道理，针对经络养生而言，就是让身体的气血运动起来，身体哪里虚了，就要把濡养身体的气血引到哪里。怎么引？引的方法就是推陈出新。

所谓的推陈出新，就是把陈旧的东西推出去，把新鲜的东西引出来。人体始终在进行着这样的工作，比如，呼和吸，以及食物的吃进去和粪便的排出来等。那么，怎么才能把身体不需要的东西排出来呢？许多男人在得知身体里可能有很多毒素的时候，就买一些通便的泻药来吃，结果使脾胃受到了伤害，整天都吃不香；在知道水是生命之源，需要多喝水的时候，把自己的身体灌得水肿……这是什么原因呢？因为他们对这些保健信息没有进行科学的分析，没有顺应身体的规律。

就跟大禹治水一样，濡养我们人体的气血更多的时候是需要我们疏导的，人没有精神，身体出现了疾患之兆，大多时候是因为身体的气血在一些地方被阻塞隔断了，旧有的东西出不来，新鲜的东西又补充不进去，身体慢慢地就会出现如花草干枯一样的病症。说了这么多，到底该如何疏导呢？疏导不是对所有经络到处下功夫，而是要找到疏导的点。

具体举例来说，很多人有胃溃疡，症状表现自然在胃，疾患的发生原因多在肝，但郁结的气是在胆，自然，其疏导的点就在胆经上；一些男人不知不觉就得上了偏头痛，通常的疏导点也在胆经上，有的同时还可以在三焦经找到疏导点。这些多属于气血郁滞的情况，还有一些地方则是气血根本就过不去。这时候一个最为明显的表现就是人容易出现寒证、萎缩症、炎症等情况，这就需要有耐心，根据病灶的情况，顺应经络而行，将气血引流进去。

脊柱、前胸、脚底——男人的养生重地

除了那些使人流汗的健身运动和专业的理疗保健外，自己按摩经络也是一种方便实用的养生方法。当然，如果夫妻之间愿意互相按摩，那么，既可增进感情，又可促进健康。如果对方没时间，就自己勤给自己按按，多帮自己揉揉，常给自己捶捶，那么，你的健

康多半会在这种调理中得到捍卫。具体来说，如果每天都能够按摩身体的重要部位，相信那些小毛病就再也不会轻易找上身了。全身经络可谓是无处不在，这里，为你介绍的是“一个中心，三个基本部位”。

所谓的一个中心，主要是指腹部，而三个基本部位则是指脊柱、前胸、脚底。男人保健的中心，为什么会选择在腹部呢？中医学认为，人体的腹部为“五脏六腑之宫城，阴阳气血之发源”。脾胃为人体后天之本，胃所受纳的水谷精微能维持人体正常的生理功能。揉腹可通和上下，分理阴阳，去旧生新，充实五脏，驱外感之诸邪，清内生之百症。再说，脾胃又是人体气机升降的枢纽，只有升清降浊，方能气化正常。按揉腹部该怎么做呢？从时间安排上看，最好是选择在早上排空小便之后进行，洗净双手，取仰卧位，双膝屈曲，全身放松，左手按在腹部，手心对着肚脐，右手叠放在左手上。先按顺时针方向绕脐按揉腹部50次，再逆时针方向按揉50次。按揉的时候，用力要适度，意念上随之而动，不要想那些凡尘杂事，自然呼吸即可。

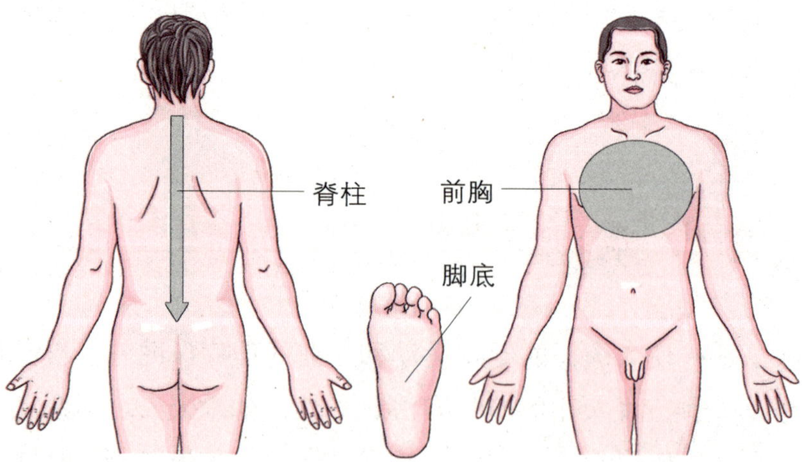

（1）脊柱

男人不可以轻视脊柱健康。一些功夫影视片和武侠小说常常会提到，要达到练武的高峰境界往往需要“打通任督二脉”，而脊柱就是督脉的行经之地，按摩脊柱可以让督脉的经络畅通，气血运行顺畅，起到强身健体的作用。

（2）前胸

男人也不可忽视前胸的按摩。胸腺是整个免疫系统最关键的部分，按摩前胸就像打开了免疫系统的按钮一样，可以促使胸部经络的气血循行更加通畅，从而增强身体的抵抗力。按摩时可以用手掌上下摩擦前胸，一般在睡前和起床的时候各按摩100次即可。

（3）脚底

脚部是足三阴经和足三阳经交汇的地方，在男人的保健问题上，脚部按摩也理所当然成为维护健康的关键。经常扳扳脚趾，揉揉脚心，或者去公园踩踩鹅卵石等，可以促进脚部血液的循环，加强气血的疏布之功，将远端的血液推向心脏和大脑，并可以调节阴阳平衡。

经络养生，让女人美并健康着

健康是每一个人“最宝贵的财富”，对女性而言，美丽也同样重要。利用经络养生，对女性而言，一方面可以守护健康，另一方面可以拥有美丽的容颜。经穴按摩可以帮女性清理肠胃，让女性不仅没有便秘之苦，还能祛斑美容。就日常保健及女性的某些疾病而言，例如，痛经、孕期呕吐、妊娠浮肿、乳汁不下等，都可通过经穴疗法得以调治，让女人美并健康着。

关元、气海、足三里穴解决痛经

痛经是指经期前后或行经期间出现下腹部疼痛，并可伴有全身不适的症状，严重者会影响日常生活和工作。从病因上来看，原发性痛经的病因主要是子宫收缩异常、子宫内膜前列腺素含量增高，以及精神与神经因素等；继发性痛经常由子宫内膜异位症、先天性子宫畸形、盆腔炎症、子宫腺肌病、子宫肌瘤、宫内节育器等所致。

痛经之痛，大体可以分为轻度、中度和重度三种，轻度痛经表现为经期或其前后小腹疼痛明显，伴腰部酸痛，并无全身症状，所以一般不会影响工作；中度痛经则表现为经期或其前后小腹疼痛难忍，伴腰部酸痛，恶心呕吐，四肢不温，用止痛措施疼痛可暂缓；重度痛经表现为经期或其前后小腹常会疼痛难忍，坐卧不宁，严重影响工作学习和日常生活，必须卧床休息，伴腰部酸痛，面色苍白，冷汗淋漓，四肢厥冷，呕吐，腹泻，或肛门坠胀，采用止痛措施无明显缓解。

多数女性有不同程度的痛经情形。女性痛经在很大程度上和心情有关，同时，痛经又影响心情。“痛就要吃止痛药”，很多人认为这是天经地义的事情，然而是药三分毒。这里，我们提供一些经穴疗治的方法，给读者以参照选用，避免药物的副作用。

第一，艾灸关元穴和足三里穴

提到艾灸，女性朋友大体可以想到这种方法主要是适用于体质偏寒的人，那么，如何才知道自己就是适合艾灸的偏寒体质呢？一个较为明显的症状就是碰到天气趋寒的时候，身体一旦受寒就会出现非常明显的寒痛，而且平时也会有怕冷的感觉；从面部来看，大多是唇色浅紫；从经血的颜色来看多偏于暗红，其间常伴有血块。艾灸关元穴和足三里穴可以有效缓解痛经，常做还可以强身健体。

第二，带穴摩腹缓解痛经之痛

这里的动作只能在属于你的私人空间去做，主要方法是摩腹，之所以有带穴之说，就是在摩腹的时候强调要特别关照腹部正中线上的神阙穴、关元穴和中极穴。如果痛经让你直不起腰板，甚至伴有腰痛等现象时，你还需要用拳头敲打后腰，上至两侧腰肌，下至骶部。所以，从这里我们也可以看出，痛经的解决同样要着眼于整体，这也是《黄帝内经》给我们的启示。

上面提到了神阙穴，这里要单独提出来说一下。这个穴位于脐窝正中，属任脉，是人体生命最隐秘、最关键的要害穴位，是人体的长寿大穴。神阙穴为任脉上的穴位，命门穴为督脉上的穴位，二穴前后相对应，是人体生命能源的所在地，古代修炼者把这二穴称为水火之宫。我们知道，母体中的胎儿是通过脐带及胎盘来维持生命的，属先天真息状态。婴儿脱离母体后，脐带即被切断，肺才开始呼吸。

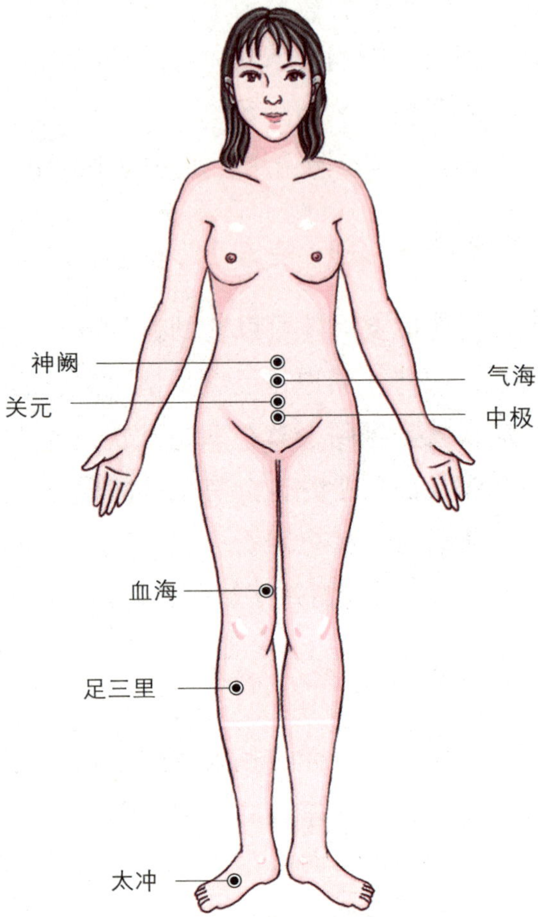

神阙穴的保健之法：其一是揉中法，每晚睡前空腹，将双手搓热，双手左下右上叠放于肚脐，顺时针揉转(女子相反)，每次360下；其二是聚气法，端坐，放松，微闭眼，用右手对着神阙空转，意念将宇宙中的真气能量向脐中聚集，以感觉温热为度；其三是意守法，放松，盘腿坐，闭目，去除杂念，意念注于神阙穴，每次半小时以上。

第三，养血调经用血海穴

血海穴，穴名意指本穴物质为阴陵泉穴外流水液气化上行的水湿之气，为较高温度、较高浓度的水湿之气，在本穴为聚集之状，气血物质充斥的范围巨大如海，故名。此穴主治病症为月经不调、膝盖疼痛、更年期综合征、痛经等。该穴为人体足太阴脾经上的重要穴位之一。血海穴自己就可以取，在取用该穴的时候患者应采用仰卧或正坐、屈膝的姿势，血海穴位于大腿内侧，膝盖骨内侧上角之上约三指宽处肌肉隆起的部位，一按就感觉到痛的地方就是。因为是左右腿上对称的穴位，所以，左右血海穴要相应地用左手和右手分别按之。除了血海穴之外，还可以在肚脐下找到气海穴，即肚脐正下方1.5寸的地方，在痛经很厉害的时候，可以按气海穴救急。

此外，月经提前的女性朋友要多敲肝经，可以防止自己肝火过旺而出现体内血虚的情况，因为月经提前，往往流失血量较多。敲肝经先要找准大腿内侧的中线，先探路般尝试性地敲，找到痛点就是找到了身体的大药，然后持久敲击，往往就能起到稳定情绪、让身体气血恢复正常的功效。当然，如果能够配合按揉太冲穴就更好了。

陷谷穴，把妊娠浮肿“按”下去

不少孕妇在妊娠后期易发生下肢浮肿，一般经休息后可消退，若下肢出现明显的凹陷性水肿，或经休息后水肿不消退，应及时诊治。此时，通过按揉陷谷穴进行辅助治疗，也有不错的效果。

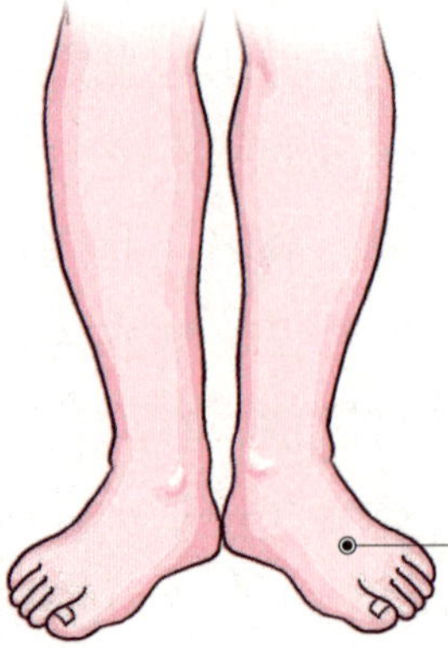

陷谷穴，陷就是凹陷之处的意思，谷即高地中间的狭长而有出口的地带，因本穴位在肉之陷处，地部经水在此聚集，所以称之为陷谷穴。该穴位于足背，第2、第3跖骨结合部前方凹陷处。此穴可以起到输送胃经气血的功能，采取寒则补而灸之、热则泻之的治疗方法，主治浮肿、水肿、肠鸣腹痛及足背肿痛。需要注意的是，如果是全身性水肿，就需要提高警惕，尽快找医生查明原因，免得贻误治疗的时机。

经络养生，让宝宝健康成长

宝宝的生活习惯不定，一会儿哭一会儿闹，该吃不吃，该睡不睡。如何才能养育一个健康、聪明的宝宝呢？小儿推拿可以让宝宝的体质得以调节，也可使宝宝的感冒、高烧、吐奶等病症得到改善或治愈。另外，经穴按摩还能起到很好的安睡作用，不仅没有副作用，而且通过捏一捏、揉一揉、按一按还可让宝宝更健康、更聪明。

小儿推拿调体质

小儿具有脏腑娇嫩、形气未充、生机旺盛、发育迅速的生理特点，以及容易发病、传变迅速、易趋康复的病理特点。家长平时应注重小儿保健，以帮助宝宝增强体质、有效预防疾病，让宝宝健康成长。因宝宝的体质不同，对不同宝宝的保健方法也不同。在此，我们针对小儿的体质进行了细致的分类，将小儿的体质分为寒、热、虚、湿四种类型。下面，就让我们来简略地说说这些小儿体质各自的特点和相应的保健之法。

第一，寒型

寒，就是冷的意思。这就很明白了，判断寒型体质的一个最简易的方法就是看看孩子的身体尤其是手脚是否冰凉，如果不是另作他论，而是确属冰凉，再加上面色苍白、吃饭不香等情况，那么，就基本可以判定为寒型体质。

针对这样的体质，父母在对孩子平时保健的过程中，就要常给宝宝捏脊并按揉劳宫穴，捏脊5次，按揉劳宫穴100次即可。当然，可以根据宝宝的年龄大小和寒性程度适当地增减按摩次数。

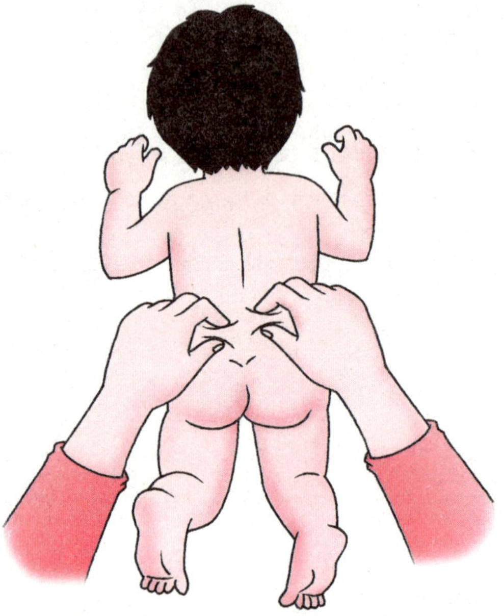

第二，热型

热型体质的小儿往往会有一些很多大人不理解的行为，比如，他们可能将嘴或者脸靠在冰凉的墙上，甚至在冬天也如此，而在夏天的时候，就喜欢喝冰水，吃冰激凌之类的食品，有时作为家长的你都感到很凉，以至于受不了，而他们却吃得津津有味，另外还有面赤唇红、容易烦

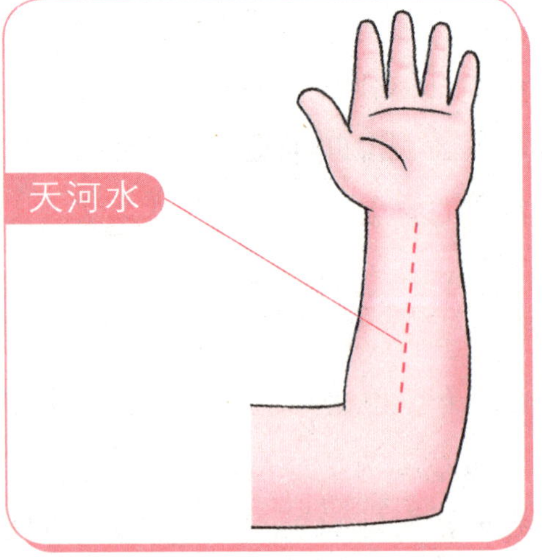

躁、便秘等现象，这类孩子大多属于热型体质。遇到这类体质的小孩儿，平时可以坚持给宝宝推天河水（又名天河，位于前臂正中，总筋至曲泽穴成一直线）200次。

第三，虚型

虚型体质的小儿有一个明显的特点就是喜欢出汗。除了汗多之外，这类体质的小儿一般性格内向，有较为明显的不爱活动的倾向，而且还会出现懒得搭理人的现象。在帮助虚型体质的孩子进行保健的时候，一般可采取向手掌方向推小儿的五个手指头的方法来调理。对此型体质的小儿，还可以适当从饮食上予以调理，比如，让孩子常吃些羊肉、牛肉、核桃、桂圆等。

第四，湿型

湿型体质的小儿有一个显著的特点就是肥胖，从这一点可以推知，肥胖的儿童大多属湿型体质。这类宝宝虽然肥胖，吃得多，却饿得很快，而且喜欢吃的尽是那些易令人“长胖”的食品。针对这种体质的孩子，平时就要常给孩子捏脊。另外，可以常进行手部推拿，从小儿的拇指一直推到大鱼际。

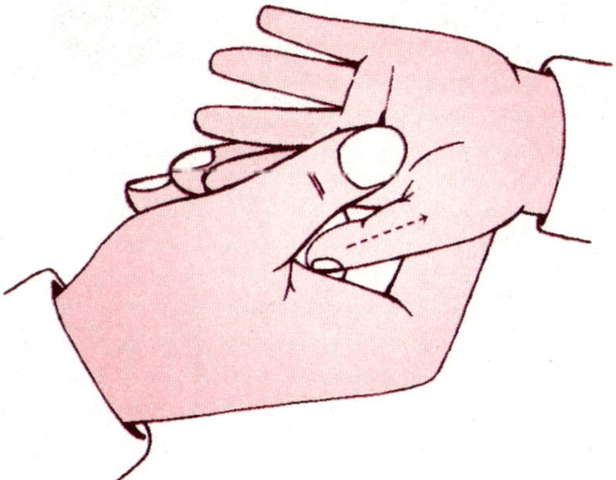

医学上将手掌拇指的指根部称为大鱼际，其主要与人的呼吸器官关系密切。所以，每天搓搓大鱼际，对防治感冒大有益处，而且对咽痛、打喷嚏、流清涕、鼻塞、咳嗽等症状也有不错的辅助治疗作用。家长给宝宝推拿时，需要将宝宝的一只手固定，使其掌心向上，然后用自己的手的大鱼际，与宝宝的大鱼际上下交叠，像吃花生时搓掉花生米的红皮一样，使两个大鱼际向相反方向对搓，搓2～3分钟，至宝宝整个手掌发热即可。

说到这类体质的孩子，除了按摩外，饮食也要做适当的调理，尽量少吃肥腻及油炸的食物，否则，推拿的效果较差。

推拿“二三四”，让宝宝远离发热

有的孩子身体娇弱，时常感冒发热。日常只要孩子一发热，很多家长就手忙脚乱，不少家长抱着孩子就往医院跑，路程近还好，如果路程远，就需要较长的时间。这时，家长不必着急，可以先采取推拿的方法帮孩子清热降温。下面就让我们来看看如何给发热的孩子进行推拿。

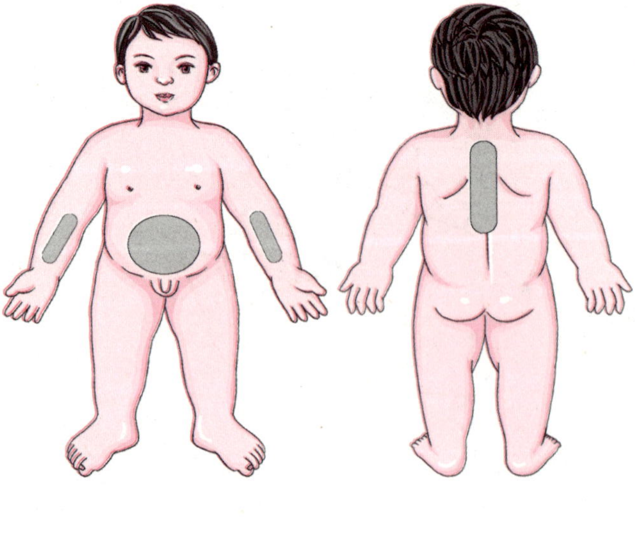

给发热的孩子进行推拿，先要弄清楚孩子的高热是怎么来的。如果是受寒感冒而发热，就需要清肺金，去心火，调肝木和脾土，补肾水，具体推拿方法就是捏脊和推六腑，外加清天河水。从“量”上看，遵循一个“二三四”的原则就可以了。所谓“二”就是指推六腑200次；所谓“三”就是指清脾土、清肝木、清心火、清肺金及清天河水各300次；所谓“四”就是指补肾水400次。当然，推拿次数的多少可以随着孩子的年龄大小、身体的胖瘦、病情的轻重等进行适当调节，以达到帮助身体恢复的目的。

捏、揉、按，让孩子健康、聪明

可怜天下父母心，每位家长都希望自己的孩子健康、聪明，那么如何才能让孩子健康、聪明呢？中医按摩保健法有助于孩子健康成长，可以让孩子聪明、伶俐。主要采取“捏”“揉”“按”的按摩方法，所谓“捏”是指本书多次提到的捏脊，所谓“揉”指的是揉脚心（涌泉穴），所谓“按”指的是按摩命门穴。这些方法有助于孩子身体强壮、头脑聪明。

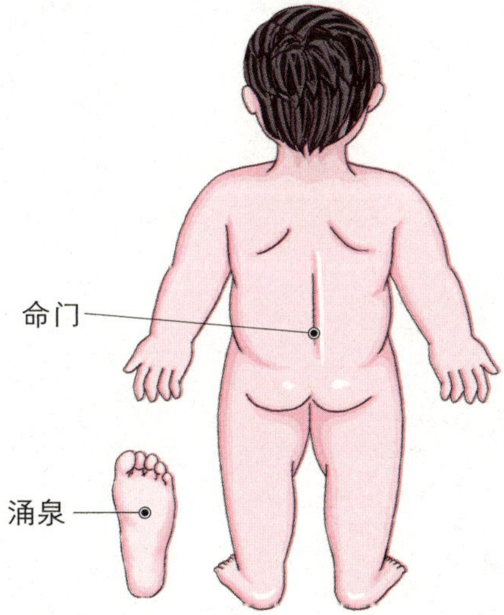

要让孩子长得高，一个明确的方向是要让其骨头生长，那怎样才会长骨头呢？骨头的生长靠骨髓滋养，所以，问题就转化为养骨髓了。那就让我们看看髓从哪里来。《素问·阴阳应象大论》说“肾生骨髓”，《灵枢·海论》说“脑为髓之海”，《素问·五藏生成》说“诸髓者皆属于脑”。可见，肾生骨髓，脑为诸髓汇聚之处。这样看来就好了，虽然目的不同，却走在了同一条路上，就是说只要补肾健脑，身高和智慧就都可以改善了。所以，我们推荐给孩子捏脊，因为脊柱本身就有通向髓海（大脑）的专用通道，即脊髓，大脑也正是通过脊髓来协调全身功能活动的，所以，捏脊可以激活身体潜能、开发智慧、促进身体的健康发育，使身体长得高、长得壮。

另外，还要配合揉和按，要揉的涌泉穴我们不必多说，命门穴前面也有所提及，这里，只是说明一点，即这两个穴位的用途。打个比方说，捏脊犹如松土，揉脚心像是浇灌，而按摩命门穴则像是接受阳光进行光合作用。试想，孩子像一棵小树，松了土，浇了水，接受了阳光，小树自然会长成参天大树。

经络养生，让老人健康长寿

家有一老，如有一宝。老人如何养生才能健康地安度晚年呢？毕竟历经岁月的老年人，身体各项功能都相对衰弱，大补不行，猛药更难以承受。如何是好呢？经络养生是老年人的健康之路。比如，神阙穴可以帮助老年人返老还童，而百会穴则可以帮助老年人改善健忘、头痛等症，多穴位的综合利用还能帮助老年人降血压、消除腰腿痛。

搓全耳，让老人气机顺畅、延年益寿

从全息医学理论讲，人的耳朵的外形颇似倒卧在母体腹中的胎儿，耳与全身的生理、疾病有密切的关系。不少养生学家认为，“五脏六腑、十二经脉有络于耳”，如果平时能坚持搓耳、捏耳，就可强健身体，延年益寿。具体做法如下：

双手手掌心相对，前后搓揉或者顺时针旋转，两手用力以使手掌迅速发热，然后迅速将两手置于耳朵处，先前后搓揉50次，再上下搓揉50次即可。也可以分5次进行，每次将手掌的劳宫穴搓揉至发热后，用手覆盖耳朵再搓揉10下即可。

需要特别说明的是，这里将“搓全耳”放在前面，是因为搓全耳可以帮助我们激活全耳经穴，同时起到“热身”的作用，让全耳有一个充分的调动。当然，这套动作最好是在开始和结束的时候各做一遍，也就是说以此开始，再以此结束。对此，我们可以这样去理解，刚开始给耳朵所有相对处于“休眠期”的经穴一个适应的过程，让它们慢慢“苏醒”过来，并在此基础上，对耳朵各个局部进行按摩，耳朵就容易接纳了，按摩效果也就更好了。在接下来对耳朵各个部位进行按摩之后，气血就会因为局部的按摩而有一个相对的不平衡的分布，这时候再搓全耳，效果自然就很好。

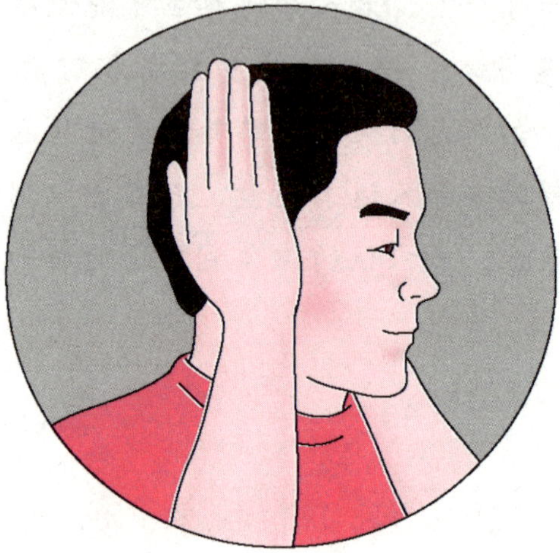

搓全耳

揉耳垂、耳轮，帮助老人益脑健腿、精神好

耳垂对应的是人体面部，揉耳垂上的穴位，可辅助治疗神经衰弱。那些用脑较多的白领一族，累了的时候，或是在面对一件事情而半天理不出头绪的时候，经常揉耳朵的头面区，也就是耳垂，就可以提神醒脑，提高工作效率。另外，还可以使脸上僵硬的肌肉、焦黄的皮肤和皱纹得到改善，从而有效地防止衰老。那么，老年人应如何利用耳垂来进行身体的保健呢？这里，建议老年朋友们针对自己的情况，可以分两步走。具体做法如下：

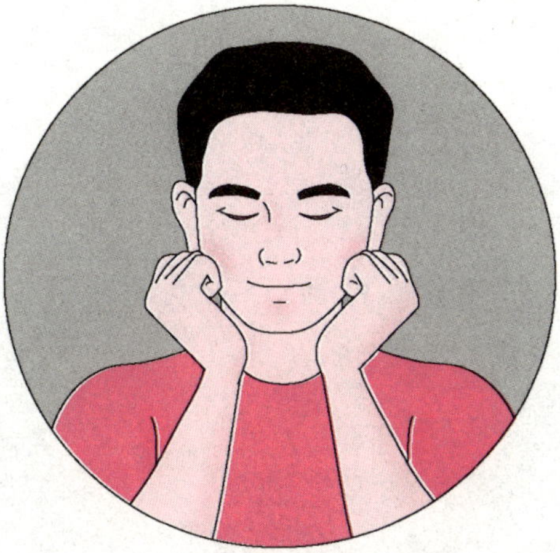

揉耳垂

首先，揉耳垂。耳垂怎么揉呢？揉耳垂使用的是食指、中指和拇指三根手指。将食指和中指并拢置于耳垂前面，拇指在耳垂后面，前后夹持耳垂，食指和中指在前面不动，而拇指在耳垂背面做顺时针和逆时针的旋转运动，各50次即可。然后，再适当拉拉耳垂，一般以10次为宜，可以上下拉，也可以左耳向左、右耳向右做水平面方向的拉动。力度适中即可。

其次，揉耳轮。腿脚无力的人如果经常揉揉耳轮（即耳朵外缘），可以强健四肢。细心的人就会发现，耳朵外缘窄小的人，往往是瘦高个，腿脚多显无力之态，而那些耳朵外缘显得宽大的人，则腿脚多健壮。耳朵外缘是四肢的反射区，所以早晚坚持揉耳朵外缘，可以使四肢更加强健。揉耳朵外缘需要注意的是，耳朵是软的，很多时候需要借助双手，用一只手的拇指和食指轻轻夹住耳朵外缘的上方，另一手的拇指和食指顺势而下，边揉边移至耳垂处，然后又从上而下，循环往复，两耳各做50次即可。最好是在早晚做。

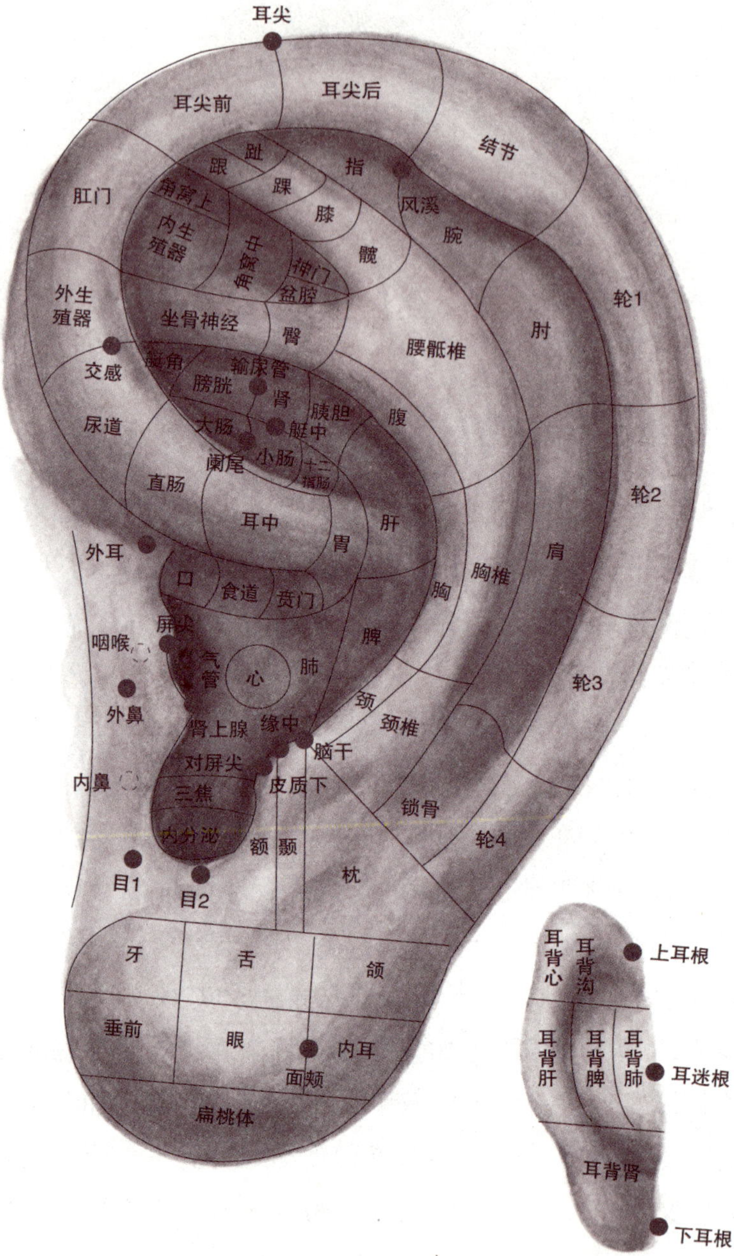

注：( )表示为耳屏内侧面的反射区

耳部反射区

百会穴，健忘、头痛一按即效

多数老年人会出现健忘、糊涂的现象。做儿女的要理解父母，但不要对此视而不见，更不要将此看作理所当然的事情，切忌因为一时的疏忽，使得父母一些本来可以调治的病症延续和加重。

百会穴高高在上，位于头顶的正中央，具体说来，在头顶正中线与两耳尖连线的交点处。在取此穴的时候，要让患者采取正坐的姿势，可以以两眉头中点向上一横指起，至后发际正中点连线的中点来取此穴，或者通过两耳尖直上连线的中点来取此穴。

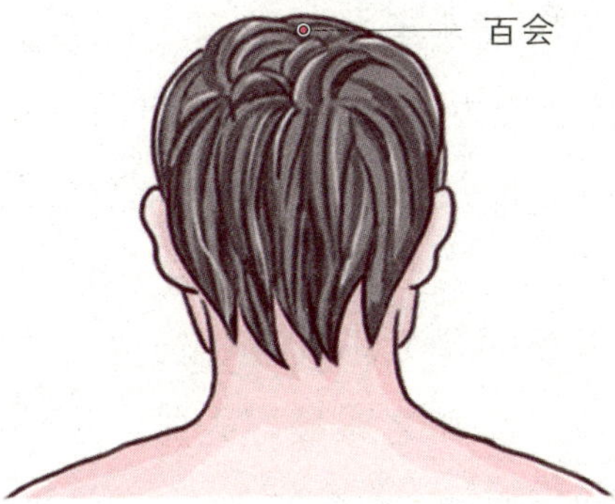

百会穴，意为百脉于此交会。百会穴所在的头部是诸阳之会，所有阳经都汇集到头上，而百会穴便是阳气积聚的核心部位。既然为百脉之会，反观其变则有牵一发而动全身的效果。也正因为如此，有的中医认为其“百病皆主”，也就是说百会穴对什么病都有作用。从这个角度讲，我们认为百会穴还有另外一层意思，就是“百病都会治疗”，故而称之为“百会”。

上面说了百会穴为“百病皆主”，那到底能治疗哪些疾病呢？总的看来，百会穴为督脉要穴，为手足三阳经、督脉之会，是治疗多种疾病的首选穴，主治疾病为头痛、头重脚轻、头晕、目眩、失眠、中风、半身不遂、健忘、心神恍惚、不择语言等。从此穴治疗的这些病症来看，我们不难发现，该穴对人们常说的“老年糊涂”有较好的疗效。所以说，百会穴是老年人保健的一个关键穴位。

老年人出现这些症状，有一个重要的原因是睡眠少。很多人认为老年人晚上睡不着、白天又醒得早是理所当然的事情，往往对其视而不见。然而，如果老年人的睡眠少于5个小时，就会严重影响身体健康，就该引起重视并适当调养了。从经络养生的角度来看，建议老年人可先进行自我调养。

具体方法：端坐，双手劳宫穴相对，揉搓掌心，让掌心微热，再用一只手的手掌盖住百会穴，最好是用手掌的劳宫穴对准百会穴，建议双手重叠（男人左手在下，女人右手在下），然后采取顺时针揉转的方式，揉10圈左右。

在按摩百会穴时，要注意两个方面：其一是按摩的时候，思想要集中，不要一边按揉一边想孙子的上学问题，或者是和儿媳情感不和谐等问题，可以想的是太阳初升、霞光万道等意念性的景象；其二是在按摩百会穴之前和之后最好先做一下头部运动，或按摩一下整个头部。

第三章

食养食疗：合理搭配，吃对保健康

食物是养生之本，但食物品种万千，而每个人的体质又各不相同，到底该怎么吃呢？了解自身的体质只是一个方面，另一方面则要掌握食物的『性』。比如，五谷为养，吃好主食就能使脾胃健康；五畜为益，则可以脏补脏，让五脏得到护养；五果为助，生津益气则可让身体舒适安康；五菜为充，则可通过少荤多素来守护身体健康。

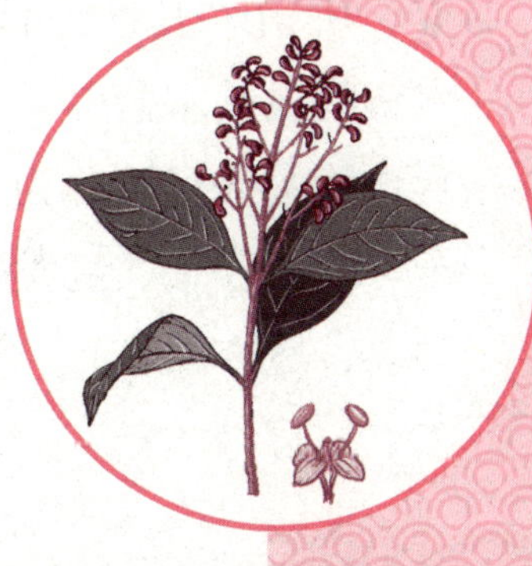

五谷为养：吃好主食，养好脾胃

从养生的角度来分析，有人以为整天大鱼大肉就是“好生活”，实际上这样不利于健康，吃好主食，以五谷为养，才是食养的根本。

漫话“神农尝百草”及“五谷为养”

大家都知道神农尝百草的传说。在我国古史传说时代，五谷、杂草和药草长在一起，哪些可以吃，哪些可以治病，谁也分不清。黎民百姓靠打猎和采集野果等过日子，但是经常饿肚子，生病后无医无药，痛苦不堪。老百姓的疾苦，神农氏瞧在眼里，疼在心头。怎样给百姓充饥？怎样为百姓治病？神农氏遍尝百草，不知中了多少次毒、受了多少苦，终于了解并记载下了各种植物的属性，说明了其中哪些可用作药物疗疾、哪些可用来充饥并为人体补充营养。神农氏还从中发现并培育了粮食作物，发明了原始农业。

《黄帝内经》中的“五谷”是指粳米、小豆、麦子、大豆、黄黍。所谓“五谷为养”，是指将五谷作为维持人体生命活动的基本食物或基本营养。“五谷”泛指各种主食粮食，一般被统称为粮食作物，或者被称为“五谷杂粮”，包括谷类（如水稻、小麦、谷子、玉米等）、豆类（如大豆、蚕豆、豌豆、红豆等）、薯类（如甘薯、马铃薯等），以及其他杂粮。

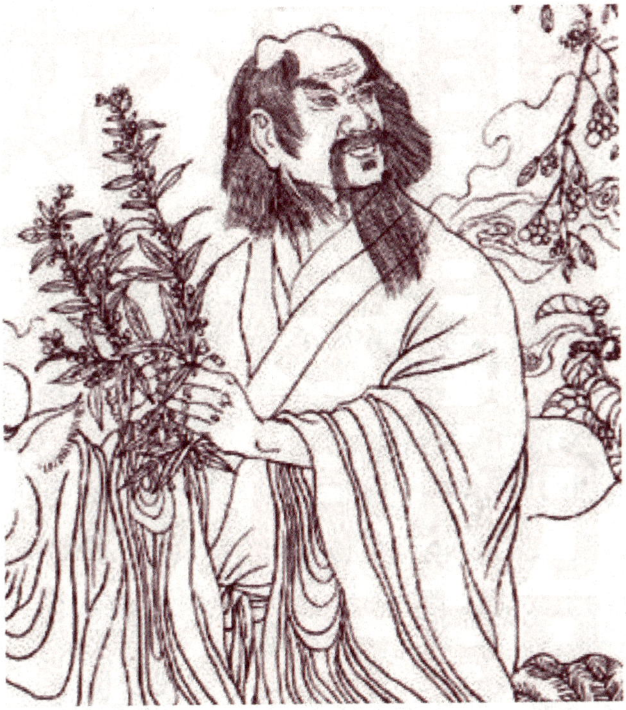

五谷含的营养成分主要是糖类（碳水化合物），其次是植物蛋白质，而脂肪含量不高。我国人民的饮食习惯是以糖类作为主要热量来源，而人体组织的生长、修补则需用蛋白质，古人把豆类作为主食之一是符合现代营养学观点的，因谷类蛋白质中赖氨酸含量较少，豆类蛋白质中赖氨酸含量较多，只有两类食物一起食用，才能起到蛋白质的相互补益作用。

“为养”是主张人们杂食五谷，粗细搭配。如：吃大米、白面时配些玉米、甘薯、黄豆等粗粮，不仅可以获得全面的营养，还可提高食物的利用率。

吃五谷杂粮饭，喝五谷杂粮酒

谈到养生，不能不说五谷杂粮。人离不开五谷杂粮，精米细面让现代人吃刁了胃口，很多人的目光又渐渐投向了五谷杂粮。大米、玉米、小米、麦子等种子的皮含有丰富的B族维生素和矿物质，胚芽则含有丰富的脂肪、蛋白质、矿物质、B族维生素和维生素E，因此粗粮比精制的米面更有营养。除此之外，五谷杂粮还能为我们的身体提供特别的医疗保健作用。

小米：味甘、咸，性微寒，有健脾和中、补肾安神的功效。主治脾胃虚弱、反胃、吐食、肠鸣泄泻、失眠、健忘等病症。现代研究认为可用于功能性消化不良、早衰、性功能低下、神经衰弱、皮肤瘙痒症等。

粳米：味甘，性平，有健脾和胃、补中益气、滋阴生津、涩肠止泻、除烦止渴等功效。主治脾胃虚弱、气短乏力、泄泻、痢疾、热病烦渴等病症。

小麦：味甘，性凉，有养心安神、益气除烦、健脾止泻等功效，可治心神不宁、烦热、消渴、自汗、盗汗、骨蒸潮热、泄泻、痈肿等病症。

玉米：味甘，性平，有健脾和胃、利水消肿等功效。主治脾胃虚弱、腹胀便秘、小便不利、水肿、泄泻、石淋等病症。玉米是世界公认的“黄金作物”，膳食纤维的含量比精米、精面粉高。膳食纤维可以增强肠道功能，防治便秘，还有抗腹泻、降低血糖和血胆固醇、控制体重、减肥、预防结肠癌等作用。

燕麦：味甘，性平，有健脾益胃、养心益肝、润肠通便的功效，主治久病体虚，食少纳差，腹胀便秘，自汗、盗汗，血虚脱发等病症。

大麦：味甘、咸，性凉，有健脾和胃、利水消肿等功效，主治饮食停积、水肿、泄泻、小便淋痛等病症。

黄豆：味甘，性平，有补气健脾、养血润燥、利水消癥的功效，主治疳积、泻痢、腹胀、妊娠中毒、疮痈肿毒、外伤出血等症。

绿豆：味甘，性寒，有清热解毒、解暑利尿的功效。主治暑热烦渴、丹毒、湿疹、湿热下痢、头痛目赤、口舌生疮、水肿尿少、疮疡痈肿、风疹、药食中毒等。

赤小豆：味甘、酸，性平，有利水消肿、清热退黄、解毒排脓的功效。主治水肿、脚气、小便不利、黄疸、泻痢、热毒疮肿、便血、风癣、瘾疹、湿热肠痈等。

豇豆：味甘、淡，性微温，有健脾渗湿、补肾涩精的功效。主治脾胃虚弱、泄泻、久痢、消渴、肾虚腰痛、遗精、尿频、带下白浊等病症。

黑豆：味甘，性平，有补脾扶正、益肾明目、利湿解毒的功效。主治脾肾亏虚、水肿胀满、黄疸、脚气、目暗不明、痈肿疮毒、药食中毒等病症。

五谷杂粮有益健康，这一常识在古代的酿酒中也得到了充分应用，其中最知名的就是五粮液，即用大米、高粱、小麦、糯米、玉米等5种谷物酿酒，酿出的酒不仅香味醇厚、甘美可口，而且品质更佳。

粮食酿的酒虽好，但不宜多饮，宜适量饮用。成年男性一次饮用高度白酒不宜超过50毫升，低度白酒不宜超过75毫升，女性更宜少喝。

五畜为益：以脏补脏养五脏

吃什么很重要，吃得均衡尤为重要。“五谷为养”告诉我们的是要吃好主食，“五畜为益”则告诉我们要注意补充各种营养。“五畜”是指猪、牛、羊、狗、鸡，现在泛指畜、禽、鱼、蛋、奶之类的动物性食物。“益”是增补之意，可补充主食的不足。历代养生学家和营养学家都强调五畜为“血肉有情之品，最为补人”，能滋养人体精血。所以，营养学与养生学从来都不排除吃肉，至多是在量上强调不宜太多。

五畜为益，补养有宜忌

孔子有言“失饪不食”，那么，什么是失饪呢？即没有顺应食物属性而进行烹饪的方法。“失饪不食”，换句话说，即使是好的食品，烹饪方法不对头也不能吃。

五畜为益，但失饪则不可食。拿鸡鸭的烹饪来说，为什么人们大多爱吃烤鸭，而很少有人烤鸡吃呢？这就跟上面说的烹饪有关系。古代养生，讲究烹饪和食物的性味相适应。鸡，为陆地家禽，属于性温之物，温属于火性，而火性之物主发散，所以不能再拿来作烧烤之物食用，因为烧烤会发散其补益的作用，所以就违逆了食物的本性，即这里所说的失饪。鸭子，为水禽，属于性凉之物，而烧烤则可以驱散或减轻凉性，从而成为你我口中性味平和的美食。如果把鸭子拿来煲汤，脾胃虚寒的人吃完后可能会腹部不适，而鸡是温性的，用鸡炖汤喝，不仅不会使人腹部不适，而且有进补的功效。

五畜之肉，在食用时配伍也有禁忌。比如，猪肉和牛肉不可共食，这种说法由来已久。《饮膳正要》指出猪肉不可与牛肉同食，为什么呢？这主要是从中医学角度来考虑，从食物的药性来看，猪肉性微寒，有滋腻助湿之弊，而牛肉（此处指黄牛肉）则味甘、性温，有补中益气之功。两者一温一寒，性味有所抵触，故不宜同食。

猪肉与羊肝也不可同食，中医认为猪肉与羊肝同食可令人心闷。这主要是因为羊肝味苦、性寒，补肝、明目，治肝风虚热、目赤热痛等。猪肉虽然性微寒，但肥厚滋腻，入胃易作湿热，从食物的功效上讲，两者不宜配伍。羊肝有膻气，与猪肉共同烹炒，则易生怪味，从烹饪角度来讲，也不相宜。

各种肉食是五谷杂粮的有益补充，对人体的营养十分有利，但不易消化，因此不宜过多食用，食用的时候要遵循一定的原则。

第一，多鱼少肉

猪肉中饱和脂肪酸的含量高，摄入过多可以导致高脂血症。而鱼肉的脂肪含量低，蛋白质的含量高，对人体有益的亚油酸含量也明显高于猪肉，而且鱼的蛋白质易于消化，吃鱼还可在一定程度上预防高脂血症。

第二，多禽少畜

现在很多人食用猪肉的量明显多于禽肉及鱼肉。专家认为，这样的肉食比例极不合理。畜肉、禽肉和鱼肉对人体健康的影响大有区别。有关研究表明，鹅、鸭脂肪的化学结构更接近于橄榄油，有益于心脏。有专家认为，将猪肉在肉食中的比例降到60%，禽肉及鱼肉增加到30%以上是比较合理的。

第三，多炖少炒

就猪肉的烹调方式而言，在蒸、炒、炖等多种方式中，适合中老年人的最佳方式是炖食。首先，炖肉鲜嫩柔软，而中老年人的咀嚼功能大多衰退，因而较为适合。其次，炖食可以消除猪肉的某些弊端。炖煮后撇去油脂食用，可减少脂肪的摄入量。

第四，荤素搭配

动物性蛋白质和植物性蛋白质混合食用，可以提高食物蛋白质的生理价值，称为蛋白质互补。若将畜肉、禽肉同食，因其都属动物性蛋白质，所以互补作用较小。而将肉类和豆制品或蔬菜等搭配，就可以弥补豆类及蔬菜中含硫氨基酸较少的不足。

第五，先吃菜，再吃肉

吃饭的时候，可以按照以下顺序：汤→蔬菜→米饭→肉类→水果（餐后半小时再吃）。

以心养心，猪心补心治疗心悸

老百姓爱说“吃什么补什么”，几乎凡在有炊烟袅袅的地方，就有补肝宜选“肝”、吃“肺脏”补肺气等说法。中医认为动物的脏器对人体相应的脏器具有补益作用，有“以胃治胃，以心归心，以血导血，以骨入骨，以髓补髓，以皮治皮”的说法，称为“以脏补脏，以形补形”。动物的内脏属于“血肉有情之品”，其作用主要是培补精血、补益脏器。动物的心脏和人体的心脏具有大体相同的功能，吃动物的心脏可安神养心，可治怔忡、神志恍惚、自汗；而吃动物的胃则可补虚损、健脾胃，对食欲下降、消化不良有一定的食疗效果；吃动物肝脏可养肝、明目，可治肝虚夜盲；吃动物肺脏可止咳嗽、补肺气。

就心脏的养生而言，这里以猪心为例来进行说明。猪心，性平，味甘、咸，入心经，具有安神定惊、养心补血的功效，可防治惊悸、自汗、精神恍惚、失眠等症。用于心神异常的病变，配合镇心化痰之药疗效较好。

据现代营养学分析证明，猪心是一种营养十分丰富的食品，含有蛋白质、脂肪、钙、磷、铁、维生素B_1、维生素B_2、维生素C及烟酸等，这对加强心肌营养、增强心肌收缩力有很好的作用。临床有关资料说明，食用猪心虽不能完全改善心脏器质性病变，但可以增强心肌，营养心肌，有利于功能性或神经性心脏疾病的痊愈。

我们说以脏补脏，千万要注意“过犹不及”，若过多食用动物内脏，不仅不能成为治病的灵丹妙药，还会引起副作用。人体脏器的健康需要多种营养物质的支持，并不能仅靠某一种食物所提供的某些营养成分，因此饮食一定要均衡，不偏食，不挑食，以防造成营养不平衡。

以肾补肾，羊肾养肾治疗腰膝酸软

我们常把养肾作为养生的重点。中医学认为，肾主骨，人的骨骼是否强健，由肾的精气盈亏所决定。骨质疏松的人要补养肾的精气，肾的精气足了，骨骼就强健有力了。羊肾俗称羊腰子，味甘，性温，入肾经，有补肾、益精的功效，主治肾虚劳损、腰脊冷痛、足膝痿弱、耳鸣、耳聋、消渴、阳痿、滑精、尿频、遗尿等症。

下面介绍几款羊肾的食疗方：

羊肾粥

【原料】羊肾1个，粳米100克，葱白、姜末、胡椒、精盐、味精各适量。

【制作】将羊肾洗净，去筋膜，切细；大米淘净，放入锅中，加羊肾和清水适量煮粥，待熟时加入葱白、姜末、胡椒、精盐、味精，再煮一二沸即成，每日1剂。

【功效】益肾阴，补肾气，壮元阳。适用于肾虚劳损、阳气衰败所致头晕脑鸣、听力下降、视物昏花、遗精、阳痿、腰脊疼痛、腿脚痿弱、尿频或夜尿等。

苁蓉羊肾羹

【原料】肉苁蓉50克，羊肾2对，羊脂200克，荜拨、胡椒、青果各10克，陈皮5克，精盐、葱、酱油各适量。

【制作】将羊肾去筋膜，剖开洗净，将几味中药用布包扎好，一同放入砂锅内，加清水适量，先大火烧开，再用小火炖熟，待羊肾熟透时放入葱、精盐、酱油调味，食羊肾，喝汤。

【功效】补肾壮阳，温暖脾胃。适用于脾肾阳虚所致的阳痿、腰膝冷痛、肢软乏力、食纳欠佳、胃寒腹痛等症。

杜仲羊肾汤

【原料】羊肾1个，杜仲9克，调味品适量。

【制作】将杜仲择净，炒黄，水煎取汁，加入羊肾片及调味品等，煮熟，空腹1次服食，每日1剂。

【功效】补益肝肾，强筋健骨。适用于肾虚腰痛。

羊肾羊肉粥

【原料】羊肾1个，羊肉、粳米各100克，葱白、姜末、胡椒、精盐、味精各适量。

【制作】将羊肾、羊肉洗净，去筋膜，切细；大米淘净，放入锅中，加羊肾、羊肉及清水适量煮粥，待熟时调入葱白、姜末、胡椒、精盐、味精等调味品，再煮一二沸即成，每日1剂。

【功效】益肾阴，补肾气。适用于肾虚耳鸣、耳聋等症。

以肝补肝，一粥一菜让肝不受累

“养肝”是指用保养肝脏的方法以滋补肝脏之不足，可采用传统饮食养生所讲的“以脏补脏”方法，适当吃一些动物的肝脏。猪、羊等动物的肝脏常被称为“强肝食品”。

猪肝味甘、苦，性温，入肝经。补肝是猪肝最首要的功效，猪肝对明目、养血也很有效果，可用于血虚萎黄、夜盲、目赤、浮肿、脚气等症。从现代营养学的角度来看，猪肝富含维生素A，而且蛋白质含量高、脂肪含量低，还含有磷、钙、铁、铜、锌、维生素B_1、维生素B_2、烟酸及维生素C等，有利于维护人体的正常机能，可保护眼睛，维持正常视力，防止眼睛干涩、疲劳。

事实上，食用猪肝等动物肝脏，不仅有补益的作用，还有一定的治疗作用。例如，猪肝加合欢花，加水浸泡后煮食，对慢性肝病、失眠、胁痛、肝区叩击痛有效；猪肝、绿豆、大米共煮粥，加精盐少许，对肝病腹胀及下肢肿、尿少者有一定效果；猪肝加鲜珍珠草煮汤饮可平肝清热，利水消肿。由此可见，以肝补肝不仅能补充营养，对肝病也有一定的治疗效果，可用于病毒性肝炎、肝郁胁痛、贫血、水肿等多种病症。动物肝脏虽富含维生素A，但食用过多可引起中毒。

五果为助：生津益气之食

《黄帝内经》有“五果为助”的说法，“五果”分别为枣、李、栗、杏、桃，也就是我们所说的大枣、李子、板栗、杏、桃，现在泛指各种水果和干果。五果含有人体所需的丰富的营养成分，甚至从某种角度上还能防病、治病，但不同体质的人应该有不同的选择，而且要食果有节。

大枣：益气补血的“天然维生素丸”

大枣被列为“五果”之一。民间素有“一日吃三枣，终身不显老”之说，说明大枣有极好的美容效果。

中医学认为，大枣有益气补血、健脾胃、润心肺、生津液、悦颜色、通九窍、助十二经及和百药的功效。

大枣最突出的特点是维生素含量高，有“天然维生素丸”的美誉。据现代医学研究证明，新鲜大枣中的维生素C含量较高，还含有三萜类化合物和环磷酸腺苷等，可改善机体代谢，防癌抗癌。

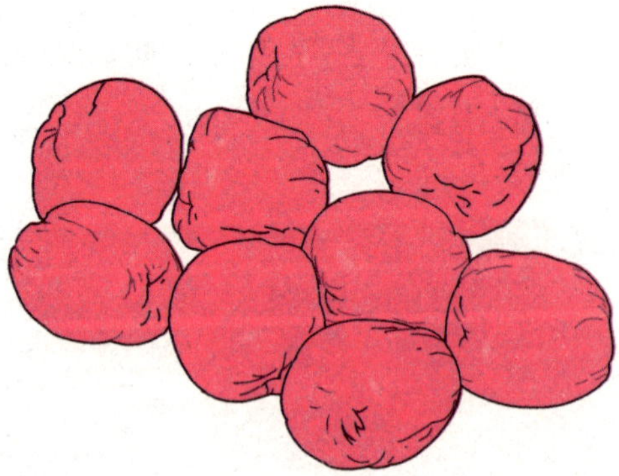

大枣中钙和铁的含量也较丰富，对防治骨质疏松和贫血有重要的作用。中老年人尤其是处于更年期的人经常会有骨质疏松，月经

量过多的女性容易发生贫血，常食大枣可防治骨质疏松和贫血。另外，大枣还可保肝护肝、镇静安神、美容养颜，对病后体虚的人也有良好的滋补作用。

大枣所含的芦丁，即维生素P，具有抗动脉粥样硬化的作用，可降低血压，对高血压病及心血管疾病的预防和治疗非常有益。

大枣老少皆宜，尤其是中老年人的理想的天然保健食品。

营养专家提示：鲜枣不宜多食，否则易生痰、助热、损齿；干枣要用开水煮沸消毒才可食用；不可食用腐烂的干枣。

桃：生津益血的“天下第一果”

我们经常听到这样一句俗语：“桃养人，杏伤人，李子树下埋死人。”有人就会问，那是不是只能吃桃而不能吃杏和李子了呢？这样理解就歪曲了这句话的本意。这句话是根据中医理论得出来的，是有一定的医学依据的，其真正的意思是说，桃可以适量多吃，但杏和李子吃多了就会伤身。

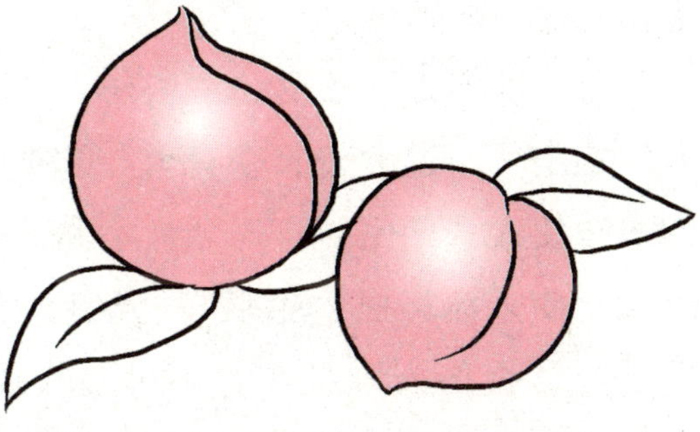

我们常说“桃养人”，并将其唤作“仙桃”“寿桃”，主要是因为桃子性味平和，营养价值高。

中医学认为，桃具有补中益气、养阴生津、润肠通便的功效，尤其适宜气血两亏所致面黄肌瘦、心悸气短、闭经、便秘及瘀血肿痛等症状的人多吃。古代中医称桃为“肺之果”，认为“肺病宜食之”。用桃子制成桃干，对部分盗汗、出虚汗和肺病患者有一定的疗效。另外，桃子与蜂蜜、糖制成桃汁等饮品，不但好喝，还能起到润肠的作用。桃中含有丰富的维生素和矿物质，尤其是钾和钙的含量较多，很适合需要摄入低钠、高钾、高钙食物的高血压患者和水肿患者食用。桃中还含有丰富的铁元素，是缺铁性贫血患者极佳的辅助食物。桃仁有祛瘀血、润燥滑肠、镇咳之功效，可用于妇女闭经腹痛、便秘、跌打损伤等的辅助治疗。桃仁提取物有抗凝血的作用，入药用其破血行瘀、润燥滑肠之长，治疗妇女闭经、癥瘕、热病蓄血、风痹、疟疾、跌打损伤、瘀血肿痛、血燥便秘等病症。桃叶有祛风湿、清热、杀虫之功效，对头风、头痛、风痹、疟疾、湿疹、疮疡、癣有治疗作用。桃花有利水、活血、通便的作用，对水肿、脚气、痰饮、积滞、二便不利、经闭有不同的治疗作用。桃枝有活血通络、解毒杀虫的功效，用于心腹刺痛、风湿痹痛、跌打损伤、疮、癣等。桃根可消黄疸，止血，治痔疮。桃胶有治痢疾、通下尿路结石的作用。桃虽养人，但其味甘而性温，亦不可过量食之，过食之则生热。

与“桃养人”相反，“杏伤人，李子树下埋死人”，就一针见血地指出了“过食杏、李有害”的观点。生活中的实践也证明，杏的酸味使人“牙倒”，对牙齿不利。一次食杏过多，还能引起邪火上炎，使人流鼻血、生眼眵、烂口舌，还可能引起生疮长疖、拉肚子。“杏伤人”是实，不可多吃。当然，杏也有很多好处。杏含有丰富的维生素和钙、铁、钾等，有祛痰止咳、润肠美容的功效，所以可以适量食用。

李子味甘、酸，性微温，吃多了易生痰，引起虚热、头昏脑涨等不适之感。因此，建议不宜多吃。但李子也不是一无是处，李子有生津止渴、活血消肿、润肠通便的功效，对肝病患者有较好的保养作用。

综观桃、杏、李这三种水果的利与害，都是相对而言的。水果毕竟是生活中的辅助食品，当择其利而食之，适量即可。

栗子：活血止血的“干果之王”

板栗素有“干果之王”的美誉，又被称为“铁杆庄稼”。许多在城市里长大的人，可能没机会见到栗子的原生状态，它像一个碧绿的小刺猬，拳头大小，浑身是刺。如果你穿的是硬底鞋，跺它一脚，再用鞋底揉搓几下，“刺猬”就裂开了，露出一窝光洁的果实来，这时才是我们常见的栗子的样子。板栗常见的吃法是糖炒。糖炒板栗甜又绵，还有难得的香，无怪乎男女老少都喜欢它。糖炒板栗并不是把板栗直接加上糖炒制，而是用蘸过糖水的粗砂炒成的。

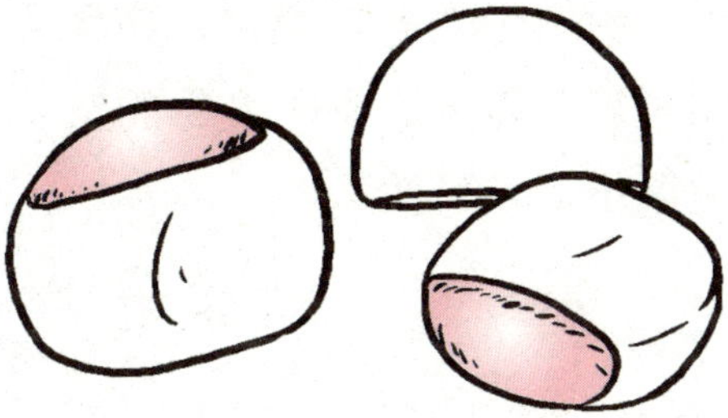

板栗香甜可口，做干果零食或是做菜肴佐餐都很相宜，它不仅含有大量的碳水化合物，而且含有蛋白质、脂肪、B族维生素等多种营养成分，有很好的食疗保健功能。

板栗味甘，性平，可炒可煮，有和胃健脾、补中益气的功效。怀孕初期孕妇常常胃口不佳，连平时自己喜欢的菜都不想吃，可吃些熟板栗以帮助改善肠胃功能。现在很多家长给小儿的饮食往往过于精细，使孩子厌食、偏食，从而导致临床多见的小儿脾虚证，出现小儿面色无华、体倦乏力、形体偏瘦，以及食欲下降、腹泻等。此时可将板栗仁蒸熟或煮熟，磨粉制成糕饼，以增加其食欲，收涩止泻，调理肠胃。此外，用板栗和粳米熬制的板栗粥老少皆宜，板栗与粳米合用可健运脾胃，增进食欲，既有利于脾胃虚寒导致的慢性腹泻患者的恢复，也适合治疗老年人由于机能退化所致的胃纳不佳、气虚乏力。

除了补益脾胃，板栗还有补肾健骨的作用。人到老年由于阳气渐渐衰退，不仅会出现腰膝酸软、四肢疼痛的现象，还可能出现牙齿松动、脱落的症状，这些是肾气不足的表现，当从补肾入手，及早预防。食用板栗是可行的方法。

此外，板栗还有活血散瘀、消肿散结的作用。生食板栗有止血功效，可治吐血、衄血、便血等常见的出血症。将生板栗去壳，捣烂如泥，涂于患处可以治跌打损伤、瘀血肿痛等。

板栗生吃不易消化，熟食又易滞气，所以一次不宜多食。新鲜栗子容易霉变，吃了发霉的栗子会引起中毒，所以不要吃霉烂变质的栗子。

瓜子：补脾润肠的保健佳品

每逢过年、过节家里来客人时，或平时闲来无事，人们常会端上来一盘瓜子或坚果，例如，葵花子、西瓜子、松子和榛子等，作为消闲食品。这类消闲食品营养丰富，含有脂肪、蛋白质、碳水化合物，以及多种维生素和矿物质。

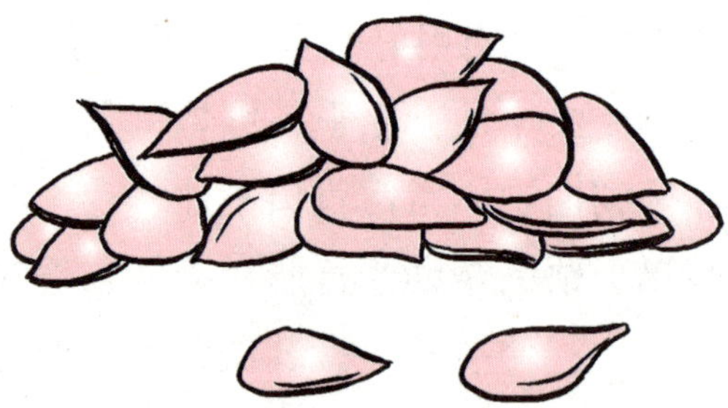

第一，葵花子

中医学认为，葵花子有补血养心、补脾、补肾、养肝、益智安神、润肠通便、杀虫止痒的功效。葵花子中的植物固醇和磷脂，能够抑制人体内胆固醇的合成，防止血浆中胆固醇过多，有利于防治动脉粥样硬化，适宜高血压、高脂血症、动脉硬化患者食用。葵花子含有丰富的蛋白质、脂肪酸、钾、磷、钙、镁，以及维生素E、维生素B_1等营养素。葵花子不宜吃得太多，以免导致口舌生疮、发胖。

第二，西瓜子

西瓜子也是深受人们欢迎的休闲食品之一，具有补中益气、清肺润喉、和中止渴、健脾润肠的功效。食欲欠佳或便秘时，食用西瓜子很有好处。现代研究发现，西瓜子含有丰富的蛋白质、脂肪酸，以及B族维生素、维生素E、钾、铁、硒等营养素，可降低血压，预防动脉硬化，并可缓解急性膀胱炎。西瓜子壳较硬，嗑得太多对牙齿不利，会导致口干舌燥。

第三，南瓜子

南瓜子又叫白瓜子，生吃、熟吃都可以。中医学认为，南瓜子有驱虫、通淋排石、固肾涩精、补脾润肺、安神定志、利湿催乳的功效。南瓜子有较强的杀虫作用，可以驱除人体内的各种寄生虫，例如，蛲虫、钩虫、血吸虫等。现代医学研究发现，南瓜子富含锌和脂肪酸，可使前列腺保持良好的分泌功能，有效地防治前列腺疾病，同时其所含的生物活性成分还有预防前列腺癌的作用。南瓜子还含有丰富的泛酸，泛酸是大脑和神经必需的营养物质，可控制脂肪的新陈代谢，预防动脉硬化。

南瓜子一次不宜吃得太多，多食会导致咽干、舌痛、脘腹胀闷、腹泻，长期多食可致肥胖。

五菜为充：使营养更全面

吃好了主食、肉和水果，这依然不是科学的营养搭配，还有一个重要的方面——菜。《黄帝内经》强调“五菜为充”，这里的“五菜”指的是葵、韭、藿、薤、葱，现在泛指各种能够食用的蔬菜。蔬菜可营养人体，充实脏气，使体内各种营养素更完善。即使从现代营养学的角度来看，长期食用五谷、五畜、五果等，人体也会产生不适，这就需要五菜来补充。

漫话蔬菜：糠菜能顶半年粮

民间素有“糠菜半年粮”的说法，因此有些人就误把蔬菜看作穷人的食物，说吃菜是为了填饱肚子，一说到某人穷或某人有病，就说这人“面带菜色”。的确，在粮食不足的灾荒年月，蔬菜的确是粮食的替补品。例如，诸葛菜，即蔓菁，叶子和茎都可以吃，传说诸葛亮曾用之充过军粮，并因此而得名，可见当时粮菜可以互补。

其实，蔬菜并不只是扮演充饥的角色。现代营养学研究认为，蔬菜含有丰富的膳食纤维、维生素、矿物质，以及其他生物活性物质，是维护人体健康必不可少的一部分。

在《素问·藏气法时论》中，“五菜为充”是排在“五谷为养”“五果为助”“五畜为益”之后的。“五谷为养”是指五谷乃人的养生之本。“五果为助”是指五果乃健康之助、五谷之助。人们对“五畜为益”的见解虽然不同，但多理解为有所补益，不可多吃，多吃则有损脾胃。“五菜为充”的“充”有补充和充实之意，是指五菜可补五谷之缺，使摄取的营养得以全面，而且中医认为菜可以辅佐谷气，疏通壅滞。

五菜是指葵、韭、藿、薤、葱。葵，居五菜之首，又叫冬葵、冬寒菜、冬苋菜；韭，即韭菜；藿，是指豆叶；薤，又名藠头、薤白头、野蒜、野韭等；葱，是家家常备之物。我们现在所说的“菜”，已是广义上的蔬菜，是相对于主食而言的，青菜豆腐、鸡鸭鱼肉、鱼翅燕窝等都算是菜，或用来下酒，或用来下饭。

总之，“五谷为养，五果为助，五畜为益，五菜为充”是合理膳食结构的一个有机整体，其中缺一不可。

少荤多素，百岁老人的饮食习惯

许多人认为，想健康长寿就必须做个素食主义者，即只吃蔬菜、水果和五谷杂粮。其实不然。营养学家研究认为，人体每天都需要补充大量的优质蛋白和必需的氨基酸，而素食中除豆类含有较丰富的蛋白质外，其他食物中的蛋白质含量较少，因此营养价值也较低，难以全面满足机体对各种营养素的需求。所以说，绝对的素食主义并不科学，也不能使人健康长寿，只有在日常饮食中将素食和荤食搭配食用，才能保证身体吸收到全面的营养，从而踏上健康长寿之路。

荤素搭配，是指进食菜肴时当有荤有素，合理搭配。荤指肉类食品，素指蔬菜、水果等。中医养生学历来是推崇素食的，但讲究素食，并不等于不吃荤菜，因肉类对人体维持正常生理功能，尤其是对青少年的生长发育有着重要的作用。中医认为肉类对内滋养脏腑，对外润泽肌肤。不过，若偏嗜膏粱肥厚，反而有害无益，容易助湿、生痰、化热，导致某些疾病的发生。畜肉中含有较多的饱和脂肪酸和胆固醇，过食会形成高脂血症、动脉粥样硬化、冠心病、糖尿病、胆结石、肥胖症等。因此，历代养生家都强调，肥厚油腻之品太过，即成腐肠之药，提倡要多食“谷蔬菜果”。“五菜为充”是来自中华民族几千年食疗养生保健的经验，而绝非仅仅是为了填饱肚子。流传于中国民间的许多有关饮食的民谚与蔬菜的保健功能有关，例如，“食，不可无绿”“三天不吃青，两眼冒金星”“青菜豆腐保平安”“萝卜上市，郎中下乡”“四季吃生姜，百病一扫光”“冬吃萝卜夏吃姜，不劳医生开药方”“早吃三片姜，胜过人参汤”等。

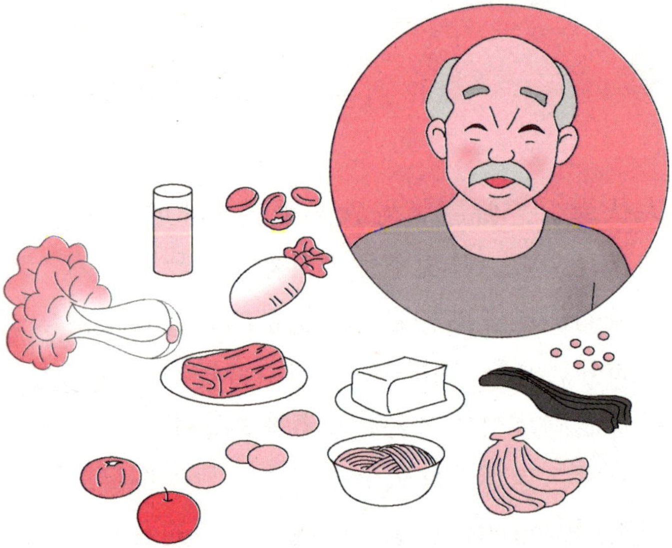

从现代营养学的角度来看，也主张既要荤素搭配，又要以素为主。只有荤素合理搭配，才能满足人体的营养需要。素食中含有较多的维生素C、维生素E，以及大量的膳食纤维等。维生素C有抗氧化作用，可促进类固醇的代谢，清除自由基，参与合成神经递质，改善铁、钙和叶酸的利用，促进抗体形成，增加人体抵抗力。维生素E与生殖功能和精子生成有关，常用来治疗先兆流产和习惯性流产；有抗氧化作用，可防治与氧化损伤有关的疾病，例如，动脉粥样硬化、肿瘤等，还可预防衰老；有抑制血小板聚集的作用，可减少心肌梗死和中风的危险。膳食纤维素可增强肠道功能，有利于粪便排出，预防结肠癌；可降低血糖和血胆固醇；膳食纤维特别是可溶性纤维可以减缓食物由胃进入肠道的速度并有吸水作用，从而产生饱腹感而减少能量摄入，起到控制体重和减肥的作用。

曾有人总结了素食的几大优点：增加营养，有助消化，防止某种营养素缺乏症的发生，防止肥胖，有利于血管的疏通，防癌治癌。尤其是新鲜的蔬菜、干果、浆果等，生物活性物质较多，是延年益寿的良好食物。一般而言，搭配比较合理的菜肴是蔬菜的总量要超过荤菜量的一倍。

菠菜，补养身心的“营养脑白金”

菠菜，看似平常，在呵护人体健康方面，却是一种美食佳品。

菠菜，性平，味甘，无毒，入肠、胃经。菠菜具有补血止血、利五脏、通血脉、泻热通便、止渴润肠、滋阴平肝、助消化的功效，主治高血压、头痛、目眩、风火赤眼、糖尿病、便秘等病症。现代营养学研究证实，菠菜含有丰富的维生素A、维生素C、维生素B_6、叶酸、胡萝卜素、铁、膳食纤维等，对贫血有改善作用，可帮助消化，加强肠道蠕

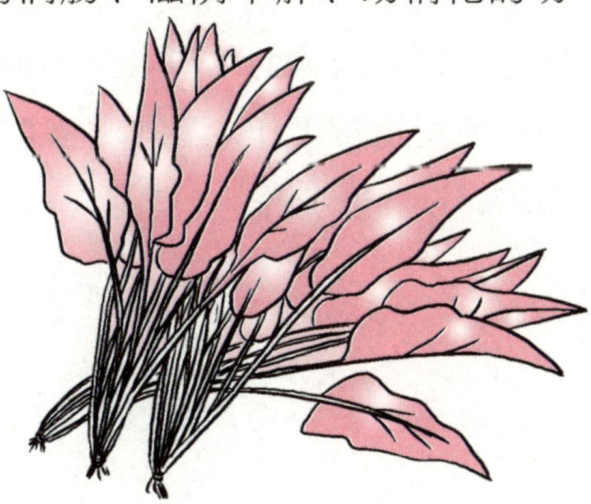

动，有利于排便，维持正常视力和上皮细胞的健康。

菠菜烹熟后软滑、易消化，特别适合老、幼、病、弱者食用。电脑工作者、爱美的人应常食菠菜。糖尿病患者（尤其2型糖尿病患者）经常吃些菠菜有利于血糖保持稳定。这里为你推荐一道菠菜汤，即用菠菜250克，切段，煮汤，加少许芝麻油、酱油和精盐调味后食用。

烹调菠菜的时候，一定要注意，因为菠菜含草酸较多，有碍机体对钙的吸收，所以不宜直接烹调。吃的时候，宜先用沸水烫软，捞出再炒。

青养肝，三菜一果就能养肝护肝

为什么青色的食物能养肝？中医认为“肝主青色，青色入肝经”。也就是说青色的食物可以起到养肝的作用。我们常说少吃油炸食品，实际上也是在给肝“减负”。因为辛辣、刺激、油炸的食物，以及大鱼大肉，会增加肝的负担。

从致病因素来看，气候是一个很重要的自然因素，春季的气候特点与人体的肝脏有着密切的关系。传统养生学理论认为，“春与肝相应”，所以春季的养生保健方法应以保养肝脏为主。如果肝的功能正常，人体的气机就会通畅，气血就会和谐，各个脏腑的功能也能维持正常工作。春季可多吃青色蔬菜，例如，香菜、香椿、芹菜等，以养肝疏肝。

（1）香菜

香菜又名芫荽，中医学认为，香菜辛温香窜，内通心脾，外达四肢，辟一切不正之气，有温中健胃、发汗透疹的作用。但因香菜味辛能散，多食或久食会耗气，损精神，进而会引发或加重气虚。做汤加上香菜可增加汤的清香；烹制畜肉类菜肴时加些香菜，能除腥膻气味。这里推荐一道下饭小菜：

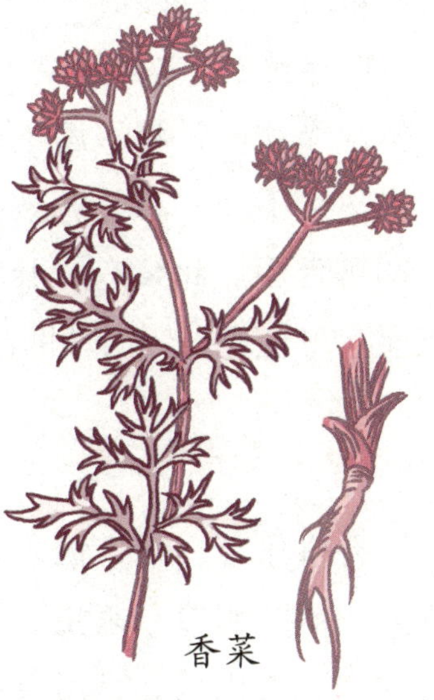

香菜

取香菜1把，葱1段，小辣椒10个（不喜辣的可以不放，也可以用尖椒），蒜2瓣，生抽1大匙，糖1匙，盐1匙，香油1大匙，醋1匙，鸡精少许。将香菜去根洗净，切成碎末，再将葱和辣椒洗净、切碎，然后加入各种调料，搅拌均匀即可。这道菜不仅口感好，能解油腻，还能温中健胃、补肝益气。

（2）芹菜

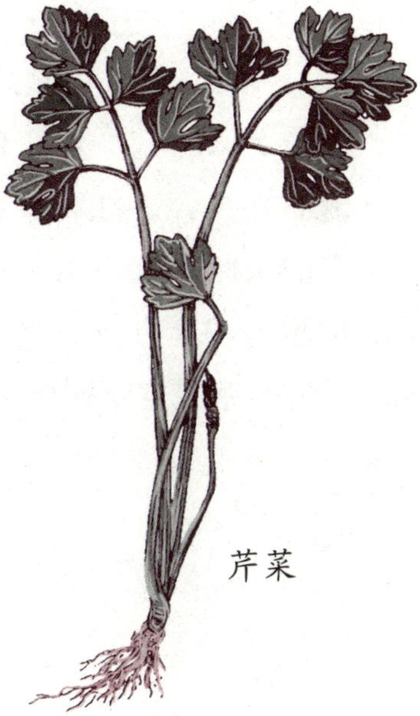

芹菜

芹菜，性凉，味甘、辛，入肺、胃、肝经，具有清热除烦、平肝、降气化痰、安神定志、消肿解毒、美白护肤等功效。从现代营养学的角度看，芹菜富含膳食纤维、胡萝卜素、钙、磷、铁、钾等多种营养素，还含有多种其他药理活性成分，主要包括黄酮类物质、叶绿素、芹菜素、香豆素衍生物等，具有抗肿瘤、抗炎、抗氧化、助消化、降血脂、扩张血管、平稳降压、镇静安神等作用。春季常吃些芹菜，有助于预防肝火过旺，尤其是经常头痛、眩晕、失眠、皮肤粗糙的人可以适当多吃。

取芹菜250克，豆腐干300克，葱、姜、蒜及调料各适量。先将芹菜洗净切丝，将豆腐干切丝，将锅置旺火上，倒入花生油，烧至七成热，下姜、葱、蒜炒出香味后，加入芹菜丝和豆腐干丝翻炒至熟即可食用。此菜有清肝降火、降压调脂的功效，对高血压病及高脂血症患者有很好的辅助治疗作用。

（3）香椿

香椿味苦、涩，性平，入肝、胃、肾经，具有清热解毒、健胃理气、润肤明目、杀虫、止痢、止崩的功效。香椿芽以谷雨前采摘的为佳，谷雨后，其膳食纤维老化，口感乏味，营养价值也会大大降低。在做菜前，将洗净的香椿用开水略焯一下，香椿就会浓香四溢，又脆又嫩，再用来拌豆腐或炒鸡蛋就会更具特色。

（4）苹果

中医学认为，苹果具有健脾益胃、润肠、生津止渴、止泻、解暑、醒酒、美容、延缓衰老等功效。现代营养学研究认为，苹果含有丰富的果胶、维生素、有机酸、矿物质、多酚及黄酮类等营养物质，被称为“全方位的健康水果”。青苹果的果酸含量高，更加有利于美容。苹果生吃即可，如果不削皮，最好是清洗掉表面的农药残留物。

第四章

时令养生：春夏养阳，秋冬养阴

《素问·四气调神大论》说：『夫四时阴阳者，万物之根本也，所以圣人春夏养阳，秋冬养阴，以从其根，故与万物沉浮于生长之门。逆其根，则伐其本，坏其真矣。』指出了『春夏养阳，秋冬养阴』的养生原则。中医还认为，顺应四季的特点宜春养生、夏养长、秋养收、冬养藏。另外，一年分为二十四个节气，在每个节气也宜顺应其气候特点进行养生。

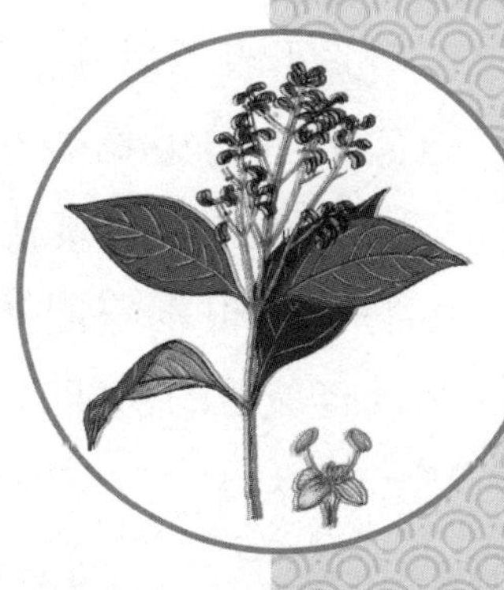

春养生：阳气渐长，多疏肝行气

春天阳气渐长，万物生发，顺应这样一个季节特点，身体也渐渐舒展开来。《素问·四气调神大论》说："春三月，此谓发陈，天地俱生，万物以荣，夜卧早起，广步于庭，被发缓形，以使志生，生而勿杀，予而勿夺，赏而勿罚，此春气之应，养生之道也。逆之则伤肝，夏为寒变，奉长者少。"

春季养生要调节好情志和起居，适当吃一些辛甘发散之品，少甜低盐。春与肝同属于木，所以，春天对肝气不足的人来说，是滋养肝的最佳时期，宜养肝、疏肝、行气，使气血通畅。

"立春"多养肝，宜食辛甘发散之品

立春，二十四节气之一，每年2月3、4或5日，视太阳位置到达黄经315°时开始。这个时节，日照增多，气温逐渐上升，降水也趋于增多，而且夜短昼长的现象更加明显。此时，农谚就有"立春雨水到，早起晚睡觉"之说，那么，这样的说法是否符合养生之道呢？

关于春季养生，《黄帝内经》道出了一个养"生"的总则，这实际上是根据春季的特点提出来的。春天阳气生发，万物始生，所以这个时候就要注意保护阳气，这也是我们在立春时节养生的一个根本着眼点。具体说来，春属木，与肝相应，肝喜条达，有疏泄的功能，在志为怒，恶抑郁。因此，春宜养肝疏肝。

立春的时候，阳气生发，人体内气机转换也与之相应，这个时候要充分珍惜、利用春季大自然之“发陈”，借阳气上升、万物萌生、人体新陈代谢旺盛之机，通过适当的调摄方法，使春阳之气得以宣达，代谢机能得以正常运行。从情志的角度来看，这个时候，一个重要的方面，就是力戒暴怒，通俗点说，别动不动就发脾气，为了一些鸡毛蒜皮的事就大动肝火，易伤肝，损害身体。当然，也不是说憋在心里不发泄，而是希望人们能够做到心胸坦荡，面对世事，以乐观向上及愉悦的心态去面对。

（1）乍寒乍暖，立春时节要风度更要温度

春天是一个万物复苏的季节，随着温度的升高，人体腠理开始变得疏松，对寒邪的抵抗能力呈现出疏于防范的状态，但寒气尚未消退，因此这个时候，人们尽量不要早早地减衣。如果天气一暖和就将棉袄、棉裤、毛衣、毛裤等束之高阁，可能在早晚或者一个倒春寒中，就会受凉感冒。生活在北方地区的人，尤其是年老体弱者更要保持高度的警惕性，注意保暖。

古有春时衣着宜“下厚上薄”之说，认为下体宁过于暖，上体无妨略减，以养阳之生气。在此提醒爱美的女性，裙子别穿得太早，喜欢在丝袜中展露性感美腿的女士也请当心了，一定要随气温慢减衣。

（2）阳气初生，宜食辛甘发散之品

阳气初生是立春这个节令的特点，人们在饮食结构上也要与之前的冬季闭藏区别对待。春要发陈，此立春时节，饮食调养方面宜适量摄取辛甘发散之物，而不宜吃太多的酸味食物。《素问·藏气法时论》说“肝主春”“肝苦急，急食甘以缓之”“肝欲散，急食辛以散之，用辛补之，酸泻之”。在五脏与五味的关系中，酸味入

肝，具收敛之性，不利于阳气的生发和肝气的疏泄。其实，脏腑的疏泄跟人的喜好一样，喜欢的就接受，不喜欢的就拒绝。脏腑也一样，即“违其性故苦，遂其性故欲。欲者，是本脏之神所好也，即补也。苦者是本脏之神所恶也，即泻也”。在明白了这样一个补泻之道后，我们对“春养肝”也就不困惑了，即有目的地选择一些柔肝养肝、疏肝理气的草药和食品，就可以为你的身体健康备好第一块基石。具体怎么吃呢？比如，可以选择豆豉、大枣、香菜、葱、花生等辛温发散的食物，可以选择枸杞子、丹参、郁金、元胡等药物。下面为你介绍几例“升补”为主的膳食方。

清热除烦汤

【原料】鸡肉脯、豌豆各50克，西红柿、鸡蛋清各1个，牛奶25毫升，淀粉25克，料酒、精盐、味精、高汤、麻油各适量。

【制作】将鸡肉洗净剁成细泥；取5克淀粉，用牛奶搅拌；鸡蛋打开去黄留清；把这3样放在一个碗内，搅成鸡泥待用。西红柿洗净去皮，切成小丁；豌豆洗净备用。

炒锅放在大火上倒入高汤，放入精盐、料酒烧开后，下豌豆、西红柿丁，等再次烧开后改小火，把鸡肉泥用筷子或小勺拨成珍珠大小的丸子，下入锅内，再把火开大，待汤煮沸，入水淀粉，烧开后将味精、麻油入锅搅拌即成。

【功效】温中益气，补精填髓，清热除烦。

韭菜虾仁

【原料】韭菜250克，虾仁30克，鸡蛋1个，精盐、淀粉、植物油、麻油各适量。

【制作】将虾仁洗净，水浸约20分钟后捞出沥干水分待用；将韭菜择洗干净，切3厘米的长段备用；鸡蛋打破盛入碗内，搅拌均匀，加入淀粉、麻油调成蛋糊，把虾仁倒入拌匀待用。

炒锅烧热倒入植物油，待油

热后下虾仁蛋糊翻炒，蛋糊凝住虾仁后放入韭菜同炒，待韭菜炒熟，放精盐、淋麻油，搅拌均匀后起锅即可。

【功效】补肾阳，固肾气，通乳汁。因为韭菜含有较多膳食纤维，可增强肠蠕动，所以该食疗方还可以解便秘之苦。

“雨水”需调脾，宜注意起居调摄、饮食调节

雨水节气，每年2月18、19或20日，视太阳位置到达黄经330°时开始。雨水时节我们可以考虑养养脾胃。那么，脾胃到底在身体里起到了什么样的作用？为什么说养肝和养脾胃不冲突呢？

《素问·六节藏象论》中说：“脾、胃、大肠、小肠、三焦、膀胱者，仓廪之本，营之居也，名曰器，能化糟粕，转味而入出者也，其华在唇四白，其充在肌，其味甘，其色黄，此至阴之类，通于土气。”这里的意思是说，脾、胃、大肠、小肠、三焦、膀胱，是仓廪之本，为营气所居之处，因为它们像是贮藏食物的器皿，所以称为器，可受纳水谷而化生精微，然后将糟粕排泄而出，管理饮食的消化、吸收和排泄。脾主肌肉，口为脾之官，其荣华在口唇四旁的白肉，其滋养在肌肉，其味甘，其色是黄的，位居中焦，为阴中之至阴，通于土气。

土性敦厚，有生化万物的特性，若播下一粒树种，就可能长成参天大树，若播下几粒果籽，就可能花开满树、果实累累。脾胃属土，为气血生化之源。脾主运化、升清、统血。此外，脾还主四肢与肌肉，可使肌肉丰满并维持正常活动。《素问·经脉别论》说：“饮入于胃，游溢精气，上输于脾，脾气散精，上归于肺，通调水道，下输膀胱。”也就是说，人吃进食物后，食物的消化、吸收乃

至将营养输布全身，全靠脾正常司职。

中医认为，人体的元气是健康之本，脾胃则是元气之本；脾胃伤则元气衰，元气衰则人折寿。雨水时节，降水量逐渐增多，湿气增加，而脾喜燥恶湿，因此在雨水时节，要注意养脾，避免湿气伤脾。

（1）起居调摄

现在很多人一提到养生，就想到买补品补这儿补那儿，其实大多数没有什么效果，而对既省钱又有效的饮食起居等生活方式的调节，他们却置之不理。事实上，一个人如果顺应自然，遵循自然变化的规律，随时令节气、居住地等的改变来调整生活方式，起居有常，饮食有节，劳逸结合，并且注意调整情绪，乐观豁达，就可达到脾胃健运、后天调和、延年益寿的目的。

（2）饮食调节

脾属土，在味为甘。雨水时节，饮食宜少酸多甜，以养脾脏之气，可选择百合、豌豆苗、茼蒿、春笋、山药、藕、芋头、萝卜、荸荠、甘蔗等。少食酸味食品，忌食羊肉、狗肉、雀肉。

“惊蛰”话养生，根据体质来调节

惊蛰节气，每年3月5、6或7日，视太阳位置到达黄经345° 时开始。从时间上看，惊蛰属于气温回升的“九九”艳阳天。那么，惊蛰到底是什么意思呢？意思是天气回暖，春雷始鸣，惊醒蛰伏于地下冬眠的动物。

那么，面对这样一个充满生机而又风云变幻的节令，人们该如何养生呢？临床医生指出，此时应该注意预防感冒、流感和心脑血管疾病。惊蛰时节虽然气温回暖，万物复苏，但处于冬春交替时期，气温变化较大，仍然会有寒流来袭。因此，建议大家关注天气预报，了解穿衣指数，做好防寒措施，避免感冒、流感和心脑血管疾病。

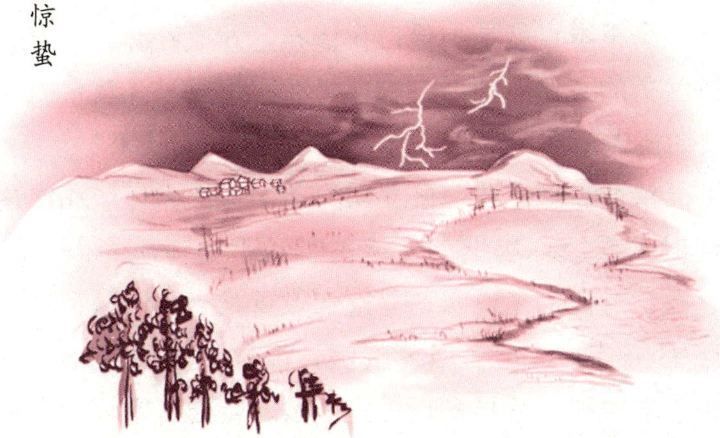

惊蛰

《灵枢·阴阳二十五人》则根据人的形体、肤色、认识能力、情感反应、意志强弱、性格静躁，以及对季节气候的适应能力等方面的差异，将体质分为木、火、土、金、水五大类型，又根据经络气血在头面、四肢所反映出的生理特征，将每一类再分为五类，即《灵枢》所称的“阴阳二十五人”。

为什么做出这样细致的划分呢？一个主要的原因就在于，人体体质不同，对致病因素的易感性也就不相同。正是基于这样的一个出发点，《素问·异法方宜论》明确指出，由于东、西、南、北、中五方地域环境、气候不同，各方居民的生活习惯不同，形成了不同的体质，易患不同的病症，因此治法随之而异。这里，择其重点介绍几类不同体质的人的养生方法。

（1）阴虚体质

说到阴虚、阳虚等体质，或许很多人似懂非懂，这里，主要从其外在表现来介绍，从而方便朋友们去对应比照。

阴虚体质的人有什么样的表现呢？其主要的特点就是形体消瘦、手足心热、心中时烦、少眠、便干、尿黄、多喜冷饮。

这类体质的人该如何养生呢？这类人应主要做好精神调养。如何做呢？一个根本点就是加强自我修养，养成冷静、沉着的性格，少参加争胜负的文体活动，节制性生活。这就是《黄帝内经》一直强调的“恬惔虚无，真气从之，精神内守，病安从来”。

如果说精神的修炼非一日之功的话，那么，环境和饮食的改变却可以随时调整。环境上如何调整呢？阴虚体质的人一般会有畏热喜寒之性，对他们来说寒冬易过，热夏难当。所以，可选择到海边、林区去旅游，或者去城郊度假。而饮食上的调理，则要以保阴潜阳为基本原则，适当多吃一些龟肉、蟹肉、银耳、海参、雄鸭等，以及清淡食物，例如，糯米、芝麻、蜂蜜、乳品、豆腐、鱼、蔬菜、甘蔗等。应少吃燥烈辛辣之品。

（2）阳虚体质

阳虚体质的人有什么表现呢？这类体质的人往往形体肥胖，面色淡白，手足欠温，小便清长，大便时稀，怕寒喜暖。

与阴虚体质相类似，阳虚体质的人在养生的时候，也要从精神调养的角度去考虑，如果阴虚体质者宜趋于“安”的话，那么，阳虚体质的人则宜趋向于“动”，或者陶醉在音乐中，或者广交朋友，或者参加一些户外活动，从而培补阳气，让自己的不良情绪得到疏泄。

阳虚体质的人要适当进补一些补阳的食品，如羊肉、狗肉、鹿肉等。另外，应坚持运动，例如，散步、慢跑、打球、跳舞等。

另外，口唇色暗、面色晦滞、肌肤干燥、眼眶黑暗的阳虚兼血瘀体质者，平常生活中应多参加一些有益于促进血液循环的活动，多吃一些具有活血化瘀作用的食物，例如，黑木耳、莲藕、桃、山楂、草莓等。

肌肉松弛、嗜食肥甘、形体肥胖的阳虚兼痰湿体质者，则应该多吃健脾、化痰祛湿的食物，例如，萝卜、扁豆、山药、冬瓜、紫菜、海蜇、荸荠、白果、枇杷、大枣、薏苡仁、红小豆等；少食肥甘厚味，少喝含糖饮料、酒类等；每餐不宜过饱；尽可能避免阴冷潮湿的居住环境。

“春分”平阴阳，不足则补，有余则泻

春分节气，每年的3月20或21日，视太阳位置到达黄经0°时开始。这一天，南北半球昼夜都一样长，只是北半球是春天，南半球是秋天。

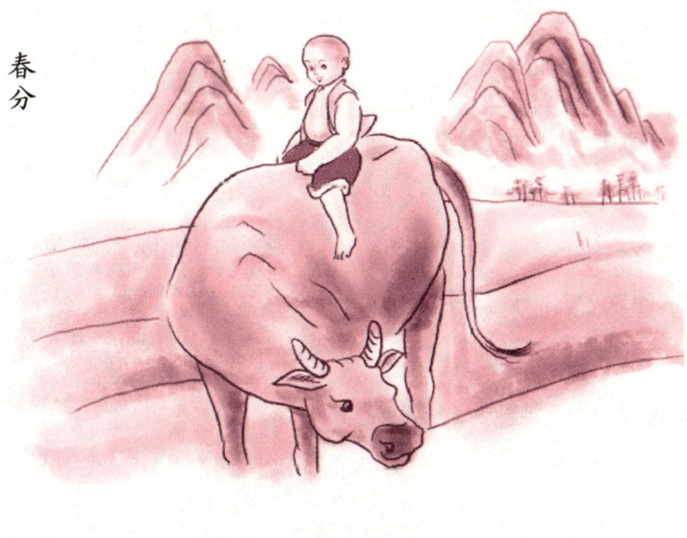

春分节气平分了昼夜、寒暑，更为重要的是阴阳。《素问·至真要大论》云“谨察阴阳所在而调之，以平为期”，养生宜顺应这种春分时节的阴阳平衡，使脏腑、气血、精气的生理运动与“外在运动”即脑力、体力运动和谐一致。明白了平衡的原理，我们就清楚了其中的调治之法。就像我们小时候玩跷跷板一样，为了保持平衡，往往重的一方向中间的支点坐，而轻的一方远离支点坐。与之类似，人体阴阳的平衡之道也是这样。《素问·骨空论》云“调其阴阳，不足则补，有余则泻”，这就是我们常说的虚则补、实则泻的道理。进一步讲，泻实有利水、泻下、解表、清热、祛寒、去风、燥湿等方法；而补虚有养血、滋阴、益气、助阳、填精、生津等方法。

这里为你选2个膳食调理方，以供参考选用。

清热暖脾茄子汤

【原料】茄子500克，大蒜25克，葱、姜、淀粉、酱油、白糖、精盐、味精、植物油、清汤各适量。

【制作】将茄子去蒂洗净，切成两半，在每一半的表面上划十字花刀，切成长4厘米、宽2厘米的长方形块（不要切断）。将葱、姜洗净切碎，大蒜洗净切成两半备用。

炒锅置大火上烧热，倒入植物油，待七成热时，将茄子逐个放入锅内翻炒见黄色时，再下入姜末、酱油、精盐、蒜瓣及清汤，烧沸后，用文火焖10分钟，翻匀，撒入葱花，再用白糖、淀粉加水调成芡，收汁和匀，加入味精起锅即成。

【功效】茄子味甘，性凉，可以清血热、散瘀肿、利水湿、止疼痛，佐以辛温之大蒜，可暖脾胃、行气滞、消癥瘕、解邪毒。可见，这是一个暖寒相宜的菜。

补虚止血烧鳝鱼

【原料】鳝鱼500克，黄酒、葱白、生姜、精盐、胡椒粉、植物油各适量。

【制作】将鳝鱼去骨及内脏，洗净切成寸段备用，锅内倒入植物油，烧至七成热时，放入鳝鱼段、葱、姜，略炒后加入黄酒、精盐、少量清水，小火烧至熟透后撒入胡椒粉即成。

【功效】补虚损，止便血。对于产后虚羸、痔疮出血、下痢脓血、脏腑耗损疗效较好。在烹饪上比较讲究的一点是，无论以何种方法烹饪鳝鱼，都不可忘记佐以胡椒。

饮食养生，不仅是吃什么的问题，还有一个怎么吃的问题，比如，在食用韭菜、大蒜、辣椒、洋葱等性温助阳类菜肴时，常配以百合、菠菜、蛋类等滋阴之品，以达到阴阳互补的目的，例如，在烹调甲鱼、蟹等寒性食物时，必佐以葱、姜、酒、醋类温性调料，以防止菜肴性寒凉，避免食后有损脾胃而引起脘腹不适之弊。

从防病的角度来看，春分时节细菌、病毒增殖较猖獗，所以要加强体育锻炼，改善机体免疫力；注意口鼻保健，防止细菌和病毒感染。

“清明”调血压，少甜低盐，适当锻炼

清明节气，每年4月4、5或6日，视太阳位置到达黄经15°时开始。清明，取的是天清地明之意。清明时节的天气如何呢？此时天气清澈明朗，冰雪早已消融，雨水渐多，草木呈现出青青之色，万物欣欣向荣。从养生保健的角度讲，这一时节，容易出现阴阳失调、阴虚阳亢之证，可见头痛、眩晕、心烦、失眠、血压增高等病

症。我们以高血压患者为例来说一下养生保健的调理要点，高血压病常见的证型有以下几种：

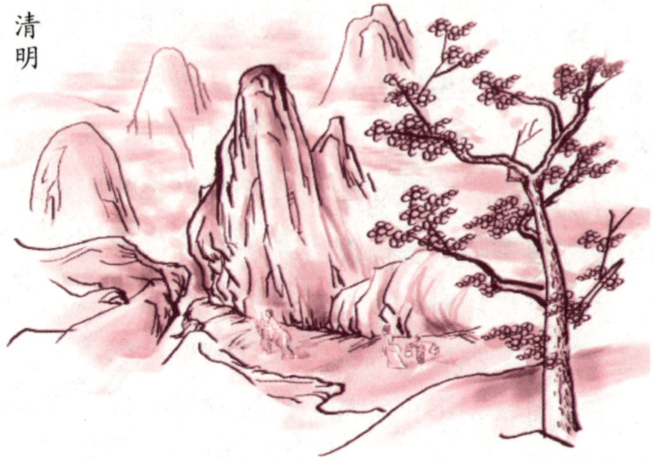

阴阳两虚证：头目昏花，行走如坐舟船，面白少华，间有烘热，心悸气短，腰膝酸软，夜尿频多，或有水肿。

阴虚阳亢证：头痛头晕，耳鸣眼花，失眠多梦，腰膝酸软，面时潮红，四肢麻木。

肝肾阴虚证：头晕眼花，目涩而干，耳鸣耳聋，腰酸腿软，足跟痛。

临床医疗和药膳调补当以调和阴阳、扶助正气为原则，阴阳两虚证以阴阳双补为治法，阴虚阳亢证以滋阴潜阳为治法，肝肾阴虚证以滋阴、补肝肾为治法。

日常生活保健需注意调养情志。情志不遂、喜怒太过，常会导致肝气不舒、肝阳上亢，使血压增高，因此一定要调节情绪，保持舒畅的心情。运动对缓解高血压有一定的作用，但不建议参加竞技性强的运动，宜选择一些动作柔和的锻炼方式，比如，练习太极拳、散步等。饮食调养方面，除了要注意定时定量、不暴饮暴食、少甜低盐之外，还应增加钾的摄入，多吃蔬菜、水果。这里推荐两款药膳。

清热润燥鲫鱼汤

【原料】新鲜鲤鱼250克，猪瘦肉30克，鸡蛋清、豌豆各10克，火腿10克，冬笋、鸡汤、料酒、酱油、精盐、淀粉、味精各适量。

【制作】先将火腿蒸熟切丝，冬笋切丝，姜、瘦肉剁成末，淀粉加水调成湿粉。将活鱼常规处理，剔去骨刺，片成小长方形鱼片。肉末加入酱油、半个蛋清和料酒、味精、姜末及一半湿淀粉搅拌成馅。另将剩下的蛋清与湿淀粉调成糊状，把鱼平放在案板上，先抹上一层糊，再放上肉馅，把鱼片卷起来，再涂上少许糊把鱼卷粘住。将鸡汤用旺火烧开后改为小火，将卷好的鱼卷下入锅内汆一下，去掉浮沫使汤清亮，待鱼卷熟后，再把切好的火腿、冬笋和其他作料加入汤内，烧开即成。

【功效】滋阴润燥，清热利湿。对高血压、冠心病、脑血管病、慢性肾炎、消化不良的患者都较为适宜。

降血脂的口蘑白菜

【原料】白菜250克，干口蘑10克，酱油、白糖、精盐、味精、植物油各适量。

【制作】将白菜洗净，切成3厘米的段，口蘑温水泡发。植物油入锅内烧热后，将白菜入锅炒至七成熟，再将口蘑、酱油、白糖、精盐入锅，炒熟后，放入味精调匀即成。

【功效】清热除烦，益胃气，降血脂。适宜于高血压、冠心病、牙龈出血者。

“谷雨”治疼痛，疏肝行气，活血通络

谷雨节气，每年4月19、20或21日，视太阳位置到达黄经30°时开始。从气候的角度讲，谷雨时节，天气温和，雨水明显增多。从农作物的生长来看，这一时期自然非常需要雨水，只有得到充沛的雨水滋润，五谷才能旺盛地生长。民谚有“清明多栽树，谷雨要种田”“清明早，小满迟，谷雨种棉正当时”“谷雨是旺汛，一刻值千金”之说。

谷雨时节，随着空气湿度加大，易诱发神经痛，有肋间神经痛、坐骨神经痛、三叉神经痛等病史的中老年人，要注意加强保健，以防旧病复发。

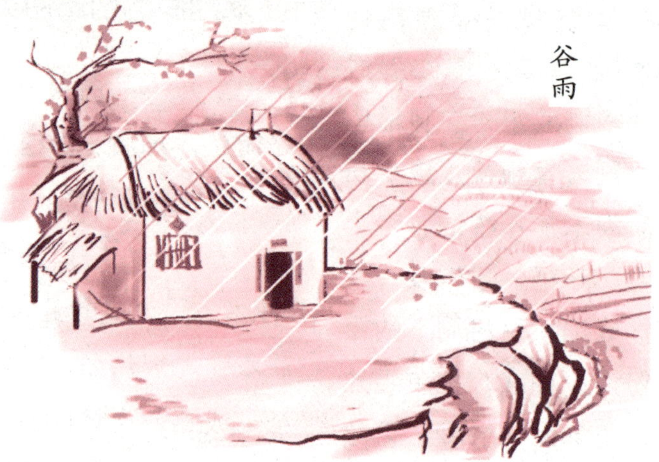

顺应自然界的变化，保持人体内外环境的平衡协调是养生的根本原则。在谷雨时节调摄养生及治疗疾病时要考虑其气候特点，要针对人体不同的体质和病因进行治疗。

比如，肋间神经痛，即中医说的“胁痛”，《灵枢·五邪》说“邪在肝，则两胁中痛”，《素问·藏气法时论》又说“肝病者，两胁下痛引少腹”。我们知道，肝位于胁部，其脉分布于两胁，故肝脏受病，往往出现胁痛的症状。肝为风木之脏，其性喜条达、恶抑郁，如遇情志郁结，则使肝气失于疏泄，络脉受阻，经气运行不畅而发为胁痛。若肝气郁结日久，气滞产生血瘀，或因跌仆闪挫，引起络脉瘀滞，也可导致血瘀胁痛。胁痛的调治方法为疏肝行气，活血通络。

坐骨神经痛是指坐骨神经通路及分布区域疼痛为主的综合征，以腰、臀、大腿后侧、小腿后外侧及足外侧疼痛为主症。三叉神经痛发生在面部三叉神经分布区内，呈现反复发作的阵发性剧烈神经痛，多发生于中老年人，女性尤多，其发病右侧多于左侧。风寒或寒湿之邪易诱发或加重坐骨神经痛和三叉神经痛，感受风寒者，治疗要以祛风散寒、疏通气血为主；感受寒湿者，治疗要以散寒除湿、活血通络为主。若由肝胃郁火导致疼痛者，可泻肝胃之火；若为阴虚火旺而致疼痛者，可滋阴降火。

另外，谷雨时节，膳食调养也是一个不可忽略的方面，这里列举一款常用药膳。

补虚除湿菊花鳝鱼

【原料】活鳝鱼（2条）500克，白糖100克，番茄酱、干淀粉各50克，黄酒、白醋、精盐、葱、姜、湿淀粉、麻油、蒜泥各适量，花生油1000毫升。

【制作】将鳝鱼宰杀、剖腹去内脏，去骨去皮，切成长条状，加黄酒、精盐、葱、姜浸渍20分钟，然后再逐个拍上干淀粉；将番茄酱、白糖、白醋、湿淀粉一起放入碗内，加适量水调成芡汁。

烧锅置旺火上烧热，锅内倒油1000毫升，烧至八成热，将鳝鱼抖散入锅炸至金黄色，捞出装盘，锅内留少许油，投入蒜泥煸炒出香味，倒入调好的芡汁烧沸后淋入麻油，起锅浇在鳝鱼上即成。

【功效】补虚损，除风湿，强筋骨。对体虚乏力、风寒湿痹、痔疮等患者较为适宜。

夏养生：防止心阳耗散而生病

《素问·四气调神大论》说："夏三月，此谓蕃秀，天地气交，万物华实，夜卧早起，无厌于日，使志无怒，使华英成秀，使气得泄，若所爱在外，此夏气之应，养长之道也。逆之则伤心，秋为痎疟，奉收者少，冬至重病。"是指夏季养生宜顺应阳气主生长、主外、光明的特性，随着太阳升起而早早起床，要心胸宽阔，戒怒戒躁，使自己神清气和，以利于阳气的通达宣泄。

从五行归类来看，夏与心同属于火，在夏季，人最容易心烦气躁。针对这个特点，夏天养生应以养心为主。饮食上可以吃些甜淡的食物，以素食为主，以防止湿热犯体。不可因为夏天热而大吃生冷食品，以免过食生冷食品使心阳耗散而生病。

"立夏"宜宁心神，静养生

立夏节气，每年5月5、6或7日，视太阳位置到达黄经45°时开始。立夏是夏季的第一个节气。进入立夏时节，天气已经渐热，植物茂盛，人体新陈代谢加快，心脑血液供给相对不足，常使人烦躁不安，倦怠懒散。夏季养生保健宜宁心安神，合理安排作息时间，补充营养物质。

人们常说"暑易入心"，夏季暑热较盛，易耗损心气。《素问·六节藏象论》中说："心者，生之本，神之变也，其华在面，其充在血脉，为阳中之太阳，通于夏气。”意思是说心是生命的根本，是神安居之所，其荣华表现在面部，其充养在血脉。心主于夏，气合太阳，以太阳居夏火之中，故曰心为阳中之太阳。

立夏

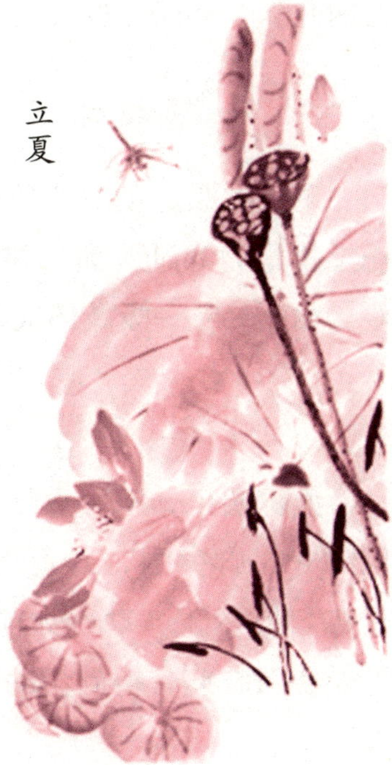

中医学认为，内脏的功能状态可以通过外象来推知。心者，“其华在面”，是说心的外象在面部，也就是说，人的脸是否有光泽与心是否健康有关。心健康，人的脸就红润有光泽。人若脸色不佳，或萎黄，或面白而不润泽，则提示心脏功能不正常。

另外，值得注意的是，拥有红润面色的人多数是健康的，然而，如果面部红色明显，同时伴有灼热、发痒、红肿等现象，就不是健康之色，而是拉响了“红色警报”。这种情况，较常见的原因是异物或外界环境诱发的过敏反应，其背后的问题可能为肌肤营养不足、自身免疫力下降等。

夏季养心，以静养为主，不宜剧烈运动，可以在清晨和傍晚适当运动。中老年人可以练功养心，具体做法如下：

第一，调气血

盘腿端坐，两眼正视前方，或者微闭，将身体置于一种“闲、静、松”的状态中，感觉身体完全放松，思想可以任由驰骋。两手自然放于两股之间，随着呼吸的进行，双手握拳，然后松开，紧松交替，即在吸气的时候放松，而在呼气的时候紧握，一呼一吸算是一个循环，计为一次，约15次即可。其作用在于借助呼吸来加强气机的升降，从而促进气血的运行，使气血通畅。

第二，通经络

调整呼吸，使身心放松、脉搏平稳，先吸一口气，然后两手如托重物用力举过头顶，同时伴随匀称的呼气；吸气时双手放松回原位，如此一呼一吸做15次即可。此动作可行气活血、疏通经络。

第三，理湿邪

盘腿端坐，双手十指交叉相握，左腿屈膝，脚踏于两手掌中，手防守，脚突围，二者同时慢慢加力相争，相持约15秒钟后放松收势。换右腿，动作如前，两腿交替各做10次。这个动作，除了可以使四肢筋骨得到活动以外，还可以去除心胸间风湿诸邪，宽胸理气。

第四，宁心神

双脚开立，两手掌相叠置于脐部，上下齿自然相合。先叩臼齿，后叩门齿，各叩18次。这里要提醒的一点是，叩齿动作是上下齿咬紧和放松，而不是上下齿相撞。在叩齿过程中会产生唾液，不要将唾液吐掉或马上咽下。然后，盘腿端坐，两臂自然下垂，置于腿上，双目微闭，调匀呼吸，口微闭，如此静坐片刻，再将口腔内产生的大量唾液，分为三口咽下。第一口，从右边下；第二口，从左边下；第三口，从中间下。这种功法，可以养心宁神，固齿健脾。

当然，练习这些功法的基础就是要懂得收心，使心神宁静，消除各种杂念，减少各种欲望，保持一颗平常心。

“小满”调风疹，素食以清利湿热

小满节气，每年5月20、21或22日，视太阳位置到达黄经60°时开始。这个时候，尽管气温明显升高，但远没有进入最高的时期。小满时节，应注意不要贪一时之凉爽，否则容易引起风湿证、湿性皮肤病等。

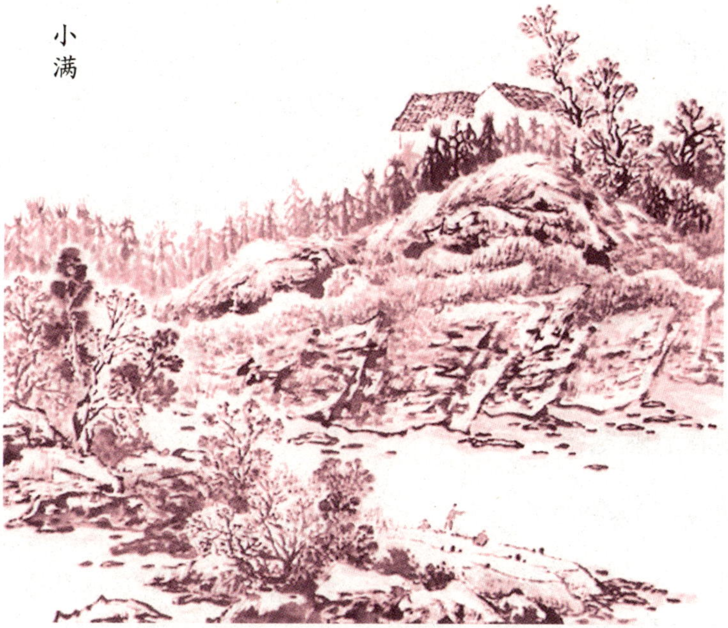

人体是一个有机的整体，人体健康与外界环境息息相关。邪气是导致疾病发生的重要条件，而人体的正气不足则是疾病发生的内在原因，但不能否定外界致病因素在特殊情况下的主导作用。掌握自然规律，顺应自然界的变化，保持身体内外环境的协调，才能达到防病保健的目的。因此，“治未病”应该从增强机体的正气和防止病邪的侵害这两方面入手。

小满是皮肤病的高发节令，其中风疹是较常见的病症。风疹，又称“风痧”，是儿童常见的一种呼吸道传染病，因为风疹的疹子来得快，去得也快，如一阵风似的，所以得名。风疹多见于1～5岁的儿童，一次得病，大多数可终身免疫，很少再患。而6个月以内的婴儿因有来自母体的抗体获得抵抗力，很少发病。

中医学认为，风疹的病因病机为外感风热时邪，郁于肺卫，蕴于肌腠，与正气相搏，发于皮肤所致，或外感风湿郁于肌肤而发病，或饮食不节，脾失健运，致肠胃积热郁于皮毛腠理之间而发病。因此，预防风疹，一方面要防止风热和风湿之邪入侵，另一方面要调节饮食。一般忌吃膏粱厚味、甘肥滋腻、生湿助湿的食物，例如，脂肪含量高的畜肉和禽肉，以及海鱼、虾、蟹、生葱、生蒜、生姜、芥末、胡椒、辣椒、茴香、桂皮、韭菜等。而宜以清淡的素食为主，常吃具有清利湿热、健脾作用的食物，例如，赤小豆、薏苡仁、绿豆、冬瓜、丝瓜、黄瓜、水芹、荸荠、藕、西瓜、山药等。下面推荐两款小满养生的食疗方。

银翘清热解毒粥

【原料】金银花、连翘、淡豆豉、竹叶、荆芥各10克，芦根15克，牛蒡子、甘草各6克，粳米100克。

【制作】将上述8味药洗净煎汁，去渣。将粳米洗净，加水煮粥，待粥熟时，加入煎好的药汁，再煎1~2沸即可。分早晚2次服食。

【功效】辛凉解表，清热解毒。适用于温病初起，发热，微恶风寒，头痛，无汗，或汗而不多，口渴，咳嗽咽痛，舌尖红，舌苔薄黄，脉浮数。注意：外感风寒，恶寒重、发热轻者不宜用。

泄热透表清营粥

【原料】生地15～30克，淡竹叶6克，银花10克，水牛角6~10克，粳米100克。

【制作】将生地、淡竹叶、银花、水牛角洗净，同入砂锅煎汤，去渣取汁，将药汁与洗净的粳米同煮为稀粥。每日2～3次，温热服食。

【功效】清营泄热，兼以透表。适用于营分热盛。症见身热，夜间尤甚，烦躁，咽干但不欲饮，舌质红绛，无苔，脉细数。注意：脾胃虚寒者忌用。

“芒种”话清补，宜清淡之物

芒种节气，每年6月5、6或7日，视太阳位置到达黄经75°时开始。芒种，“芒”指一些有芒的作物，如稻、麦等；“种”，一为种子的“种”，一为播种的“种”。关于芒种，有民谚说“有芒之谷类作物可种，过此即失效”。芒种时节气温显著升高、雨量充沛、空气湿度大，适宜晚稻等谷类作物耕种。“芒种”到来标示着又一轮农忙，南方地区人们忙着插秧种稻，北方地区人们则忙着收麦。

如何在这个节令做好养生呢？ 芒种时节天气湿热，是否就可以减衣纳凉了呢？其实，这个时候依然不要为了风度而不要温度。民间有“未食端午粽，破裘不可送”的说法。这是什么意思呢？破裘，在这里是保暖衣物的一个代名词，意思是说端午节之前不可过早地脱去御寒的衣服。端午节多在芒种日的前后，因此说芒种时节要注意穿衣，以免过早减衣而受寒。

芒种

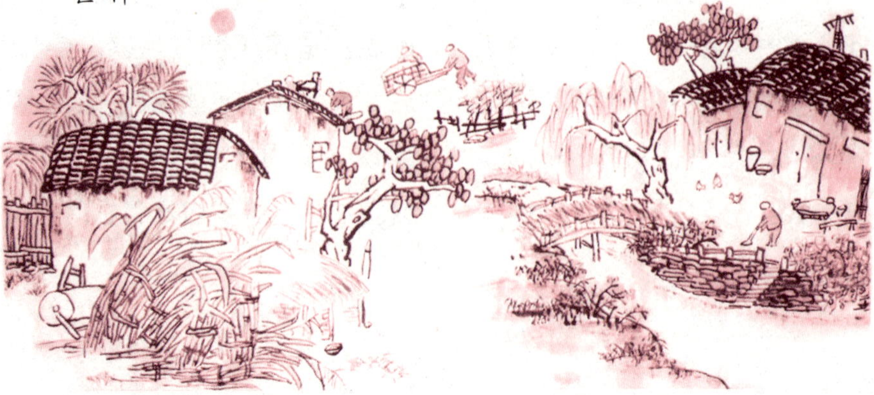

芒种时节，气温升高，空气中的湿度增加，湿热的环境导致人体内的汗液无法通畅地排出，使人感到四肢困倦，萎靡不振。民谚有“芒种夏至天，走路要人牵，牵的要人拉，拉的要人推”的说法，生动地描述了这种现象。芒种时节养生需要注意调理和增强体质，避免中暑及传染病的发生，而且要顺应夏季阳盛于外的特点，注意保护阳气，着眼于一个“长”字。生活起居方面要适当调整，《黄帝内经》说此时要“夜卧早起”，这样可以适当地接受阳光照射，以生发体内之阳气，有利于气血运行，还可以振奋精神。当然，这里说的“夜卧早起”并非晚上越晚睡觉越好，也不是早上越早起床越好，而应该在晚上十一点前入睡眠，早上可以在太阳升起时起床。另外，夏季夜短昼长，中午小憩一会儿对养生保健非常有益。

天气炎热的时节，不少人易出现浮躁、冲动的情绪。因此，宜注意精神调养，避免浮躁、冲动、恼怒，保持轻松、愉快的状态，这样有利于气机宣畅，使全身气血调和。

夏季运动或从事农业劳作后，人体出汗较多，这时有的人喜欢洗凉水澡，这对身体不利。中医认为这样做容易生痤疮，即“汗出见湿，乃生痤疮”。虽然洗澡可以加强皮肤代谢，使毛孔扩张，有利于散热，但不要在出汗后立即洗澡，可以稍休息后用温水洗澡。

食补是身体调养的一个重要方面，关于芒种时节食补养生，建议以清补为主，宜食清淡之物，少食肉，多食蔬菜和水果，而且饮食不可过咸、过甜。另外，建议多吃些清暑、健脾化湿的食物，例如，绿豆、赤小豆、薏苡仁、山药、扁豆、冬瓜、黄瓜、西瓜等。下面提供两款祛暑益气、生津止渴的膳食方。

生津除烦菇瓜汤

【原料】冬瓜300克，香菇、鸡汤、淀粉、植物油、精盐、姜、味精、麻油各适量。

【制作】将香菇水发、洗净，冬瓜去皮洗净，用勺挖成圆球待用，姜洗净切丝。

锅内放入适量植物油烧热，下姜丝煸炒出香味，入香菇继续煸炒数分钟后，倒入适量鸡汤煮开后，将冬瓜球下锅烧至熟时，用水淀粉勾芡，翻炒几下，放入精盐、味精，淋上麻油即可。

【功效】补益肠胃，生津除烦。

五味子枸杞饮

【原料】醋炙五味子5克，枸杞子10克，白糖适量。

【制作】将五味子和剪碎的枸杞子放入瓷杯中，以沸水冲泡，温浸片刻，再入适量白糖，搅匀即可饮用。

【功效】滋肾阴，敛汗生津，是夏季养生补益的有效之剂。

“夏至”清心火，防暑调息，静心是关键

夏至节气，每年6月21日或22日，视太阳位置到达黄经90° 时开始。从中医理论讲，夏至是阳气最旺的时节，天气非常炎热，夏至养生，最重要的就是防暑，并且要顺应夏季阳盛于外的特点，注

意保护阳气。

夏季户外运动或劳作，应注意防护，做好防晒、补水，并避免长时间处于炎热的环境中。另外，有些人夏季长时间待在室内，完全依赖空调制冷，这样也不利于身体健康，要当心没有中暑，反而得了“空调病”。

空调病又称空调综合征，指长时间在封闭的空调环境下工作、学习、生活的人，因空气不流通，环境不佳，而出现鼻塞、头昏、打喷嚏、疲乏、记忆力减退，或伴四肢肌肉关节酸痛、头痛、腰痛等症状，严重者可引起口眼歪斜。因此，应避免过度使用空调，在空调房间内待的时间不宜过长，避免空调的冷风直吹，尤其要注意颈椎、膝关节等部位的保暖；每天应定时关闭空调，开窗通风，一般每2小时开窗一次，保持新鲜空气流通；空调室内外的温差不宜过大，一般以5~8℃为宜，室内相对湿度宜保持在40%~60%；保持室内整洁，定期清洁空调。长期处于空调环境的人群，应适当运动锻炼，增强机体的抵抗力，应选在适宜的室外环境进行运动，且剧烈运动后不可立即进入空调房。

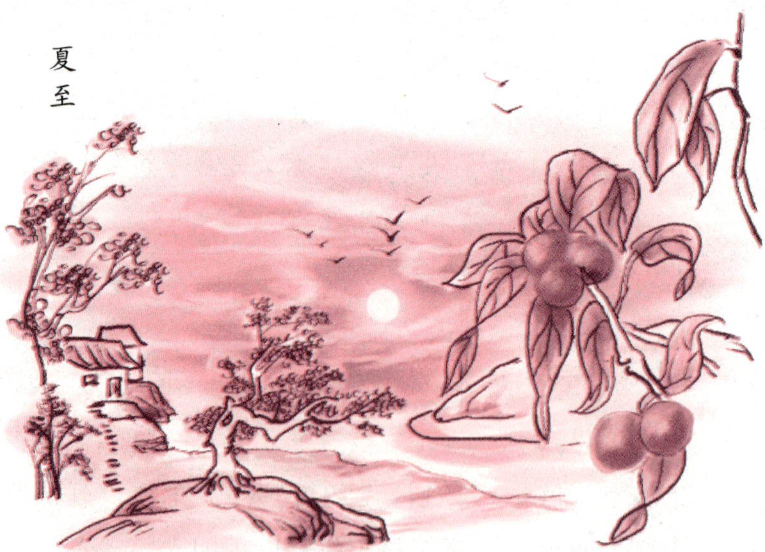

夏季睡觉的时候，不可袒露胸腹，至少用薄的棉质毛巾被盖住腹部。

夏至时节，情志调节应注意戒怒戒躁，培养乐观的性格，对外界事物要有浓厚的兴趣，以利于阳气的通达宣泄。

夏至时节的饮食调养，一个重要的方面就是清心火、养心阴，可以多吃莲子、百合、竹笋、莲藕、苦瓜、番茄、茄子、慈姑等食物。《素问·藏气法时论》曰“心主夏”“心苦缓，急食酸以收之”“心欲耎，急食咸以耎之，用咸补之，甘泻之”。中医学认为，要使心脏功能正常，则可食咸味以补心，食甘味使其舒缓。若心气虚、肺气盛，则宜多食酸味以收敛心气而固表，并且根据五行的生克关系，应适当摄取一些味苦之物以助心气而制肺气。

“小暑”除烦热，少生冷寒凉，顾护心阳

小暑节气，每年7月6、7或8日，太阳位置到达黄经105°时开始。暑，是炎热的意思，小暑即为小热，也就是说这个节令天气炎热，但还没到最热的时候。

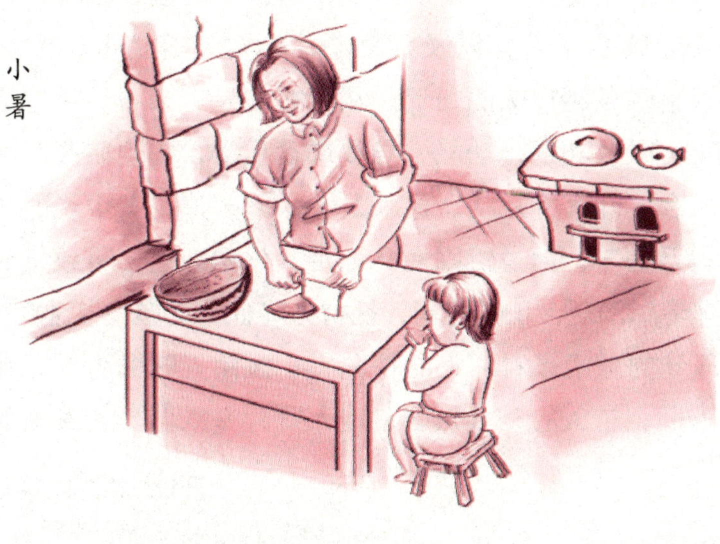

小暑时节，气候炎热，人易感心烦不安、疲倦乏力。烦躁在很多人看来，不是什么大不了的病，不痛不痒，然而，这不是可以忽视的小问题。

烦躁是烦闷急躁之意。炎热的天气可以使人烦躁汗出，烦躁的情绪又可使人感觉更热。“烦”字是火与页的组合，而从“页”部的字多与头颈部有关，例如，额、顶、项、颈等。中医认为“烦”是心病，可能是心脏、心经出了问题，而外感热邪、心火亢盛或虚火上炎，可导致头痛、头昏、心烦。“躁”字从“足”部，为性急、不冷静之意。人躁动则会呈现坐立不安的状态，拿人们常说的话就是，一个人好像是热锅上的蚂蚁，坐也不是，站也不是，静不下来，动又没有明确的目标。有的人尽管没有坐立不安、走来走去，但坐在那里也心神不安、身体扭动。

因此，在小暑这个节令进行保健养生，要本着“平静”二字，即在任何情况之下都不可有过激之处，过则伤身，例如，喜过则伤心，心伤则心神不宁，精神涣散，思想不能集中，甚则精神失常。中医认为“心为五脏六腑之大主”，即五脏六腑的正常功能由心主宰，若心功能异常则五脏六腑的功能也会出现问题，有“心动则五脏六腑皆摇”之说，因此应该平心静气，顾护心阳，安抚好心神。

从病变的角度来看，夏季是消化道疾病的多发季节，在饮食调养上要防止饮食不节，以及食物不洁、霉变等情况，改掉偏嗜肥腻食物或偏嗜某种口味的习惯。从食物的量上来看，过饱会影响脾胃的消化、吸收和运化功能，导致饮食积滞，出现脘腹胀满、嗳腐泛酸、厌食、吐泻等症状，这就是《素问·痹论》中说的“饮食自倍，肠胃乃伤”。而过饥则摄食不足，化源缺乏，可致气血不足，引起形体倦怠消瘦，正气虚弱，抵抗力降低，而继发其他病症。

从五味的偏嗜来看，人的精、气、血由五味滋生，五味对应五脏，酸入肝，苦入心，甘入脾，咸入肾，辛入肺。若长期偏嗜某种口味的食物，就会使脏腑机能偏盛或偏衰，久而久之，可损伤内脏而发生疾病。例如：偏食咸味，会使血脉凝滞，面色无华；多食苦味，会使皮肤干燥而毫毛脱落；多食辛味，会使筋脉拘急而爪甲枯槁；多食酸味，会使皮肉坚厚皱缩，口唇干薄而掀起；多食甘味，会使骨骼疼痛，头发易脱落。从现代医学的角度讲，长期饮食偏嗜，会使某种营养元素缺乏而导致营养不良性疾病，例如，缺乏维生素B_1可导致脚气病，缺乏维生素A可导致暗适应能力下降，严重者可致夜盲症。

从食物的寒、凉、温、热之性上来看，多食生冷寒凉的食物，可损伤脾胃阳气，导致腹痛、泄泻；偏食辛温燥热的食物，可使胃肠积热，出现口渴、腹满胀痛、便秘、痔疮等病症。

从饮食卫生的角度来看，夏季人们喜欢生吃一些蔬菜和水果，若清洗不净，容易引起寄生虫病、痢疾等。另外，夏季食物保存不当，最易腐烂或霉变，若吃了这种食物则会引起食物中毒，出现腹痛、腹泻等。下面介绍两款小暑时节的食疗方。

清热生津汁

【原料】西瓜半个，番茄3个。

【制作】将西瓜去皮、去子，番茄用沸水冲烫，剥皮去籽。将二者绞汁，两液合并，随量饮用。

【功效】清热，生津，止渴。对于夏季感冒、口渴、烦躁、食欲不振、消化不良、小便赤热者尤为适宜。

解毒疗疮菜

【原料】新鲜绿豆芽500克，花椒5粒，植物油、白醋、精盐、味精各适量。

【制作】将豆芽洗净，水沥干。油锅烧热，花椒入锅，烹出香味，将豆芽下锅爆炒几下，倒入白醋继续翻炒数分钟，起锅时放入精盐、味精，搅拌均匀装盘即可。

【功效】清热解毒，疗疮疡。

"大暑"治冬病，几款清热解暑粥

大暑节气，每年7月22、23或24日，视太阳位置到达黄经120°时开始。大暑时节正值"中伏"，是一年中最热的时期。大暑也是雷阵雨最多的季节，有谚语说："东闪无半滴，西闪走不及。"意思是说在夏天午后，如果闪电出现在东方，雨不会下到这里，若闪电在西方，则雨势很快就会到来，要想躲避都来不及。

大暑养生面临着同样的问题：一面是咄咄逼人的暑气，一面是连绵不断的湿气。暑湿之气困阻肢体，耗损心气，可导致中暑、食欲不振，肢体倦怠等病症。如果出现全身明显乏力、头昏、心悸、胸闷、注意力不集中、大量出汗、四肢麻木、口渴、恶心等症状时，多为中暑先兆。一旦出现上述症状，应立即至通风处休息，并喝些淡盐开水，或绿豆汤、西瓜汁、酸梅汤等。

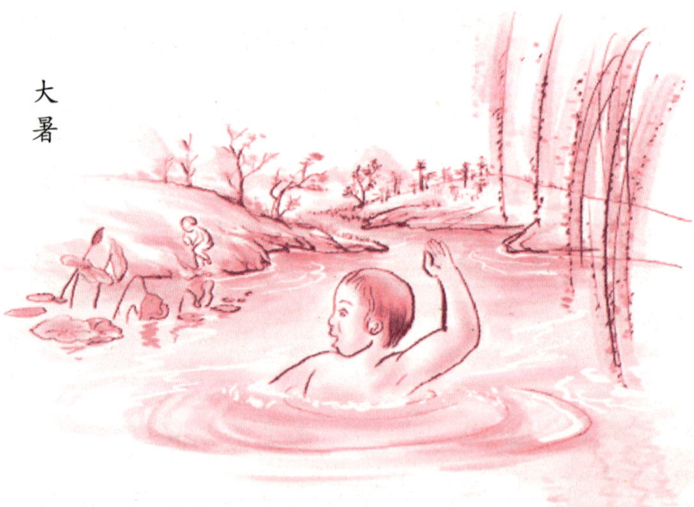

进入暑热湿气严重的时期，宜适当服用一些芳香化浊、清解湿热之方，例如，用鲜藿香叶、佩兰叶各10克，飞滑石、炒麦芽各30克，甘草3克，水煎，代茶饮。也可服用仁丹、十滴水等。

大暑时节，还有一个特别的养生要略，即“冬病夏治”。对那些冬季发作的慢性疾病，例如，慢性支气管炎、肺气肿、支气管哮喘、风湿痹证等，患者在夏季尤其应该细心调养，这样可以防止冬天发作或加重。比如，可以采用内服外用的里应外合之法调理慢性支气管炎。具体方法：外敷药可选用白芥子20克，元胡15克，细辛12克，甘遂10克，同研细末，用姜汁调糊，均分为6份，分别平摊在直径约5厘米的油纸或塑料薄膜上，然后贴在后背脊柱两侧的肺俞穴、心俞穴、膈俞穴上，或贴在项部双侧的百劳穴，以及后背的肺俞穴、膏肓穴上，用胶布固定。内服药应辨证选用，若肾阳亏虚，可选温肾补阳的金匮肾气丸，每次4~5克，每日2次，连服一个月；若肾阴亏虚，可选滋阴补肾的左归丸，每次9克，每日2次，连服一个月。

中医认为治疗疾病当“药以去之，食以随之”“谷肉果菜，食养尽之”，就是说疾病调治及养生保健要注重饮食调养。例如，民间有“世间第一补人之物乃粥也”之说，每日早餐食粥一大碗，使谷气与肠胃相得，对身体保养十分有利。另外，针对大暑时节湿热较重的气候特点，提供几款清热解暑之方。

清热解毒菊花粥

【原料】苦瓜、冰糖各100克，菊花50克，粳米60克。

【制作】将苦瓜洗净去瓤，切成小块备用。将粳米洗净，菊花漂洗，二者同入锅中，倒入适量的清水，置于大火上煮，待煮沸后，将苦瓜、冰糖放入锅中，改用小火继续煮至米开花时即可。

【功效】清利暑热，止痢解

毒。适用于中暑烦渴、痢疾等症。值得注意的是，喝此粥时，忌食一切温燥、麻辣、厚腻之物。

生津化湿拌什锦

【原料】豆腐1块，嫩豆角、西红柿各50克，木耳15克，香油、植物油、精盐、味精、葱末各适量。

【制作】将豆腐、豆角、西红柿、木耳均切成丁。锅内加水烧开，将豆腐、豆角、西红柿、木耳分别焯透（西红柿略烫即可），捞出沥干水分，装盘备用。炒锅烧热，入植物油，把葱末下锅，炝出香味，再将精盐、西红柿、味精同入锅内，搅拌均匀，倒在烫过的豆腐、豆角、木耳上，淋上香油搅匀即可。

【功效】生津止渴，健脾清暑，解毒化湿。

益气消暑南瓜汤

【原料】绿豆50克，老南瓜500克，精盐少许。

【制作】将绿豆用清水洗净，趁水未干时加入精盐少许（3克左右）搅拌均匀，腌制几分钟后，用清水冲洗干净。将南瓜去皮、瓤，用清水洗净，切成小块待用。锅内加水500毫升，烧开后，先下绿豆煮沸2分钟，淋入少许凉水，再煮沸，将南瓜入锅，盖上锅盖，用文火煮沸约30分钟，至绿豆开花，加入少许精盐调味即可。

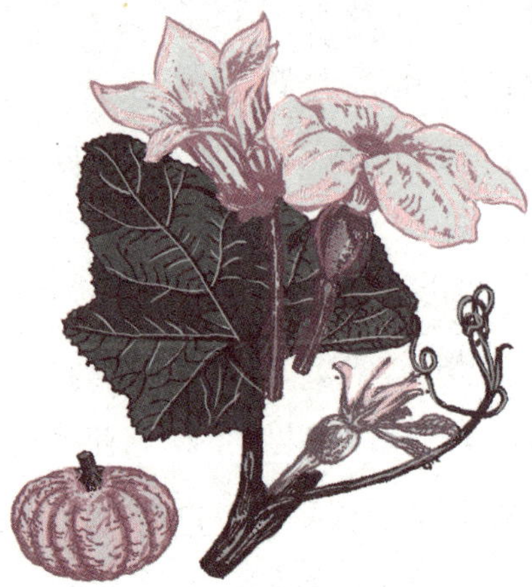

南 瓜

【功效】绿豆可清暑、解毒、利尿，配以南瓜生津益气，是夏季防暑的极佳膳食。

秋养生：阴气始下，谨防“悲秋”之困

秋季以二十四节气之一的“立秋”作为起点。进入秋季，阴阳之气开始转变，阳气渐退，阴气渐生，气候由热转寒，降雨趋于减少，湿度趋于下降，随寒气增长，枝叶逐渐凋落。《素问·四气调神大论》说：“秋三月，此谓容平，天气以急，地气以明，早卧早起，与鸡俱兴，使志安宁，以缓秋刑，收敛神气，使秋气平，无外其志，使肺气清，此秋气之应，养收之道也，逆之则伤肺，冬为飧泄，奉藏者少。”是说秋季养生应该顺应养收之道，早卧早起，收敛神气使心志安宁，滋阴养肺使肺气清肃。

“立秋”话养肺，柔润食物以益胃生津

立秋时节，每年8月7、8或9日，视太阳位置到达黄经135°时开始。人在立秋之后，该如何养生呢？

立秋

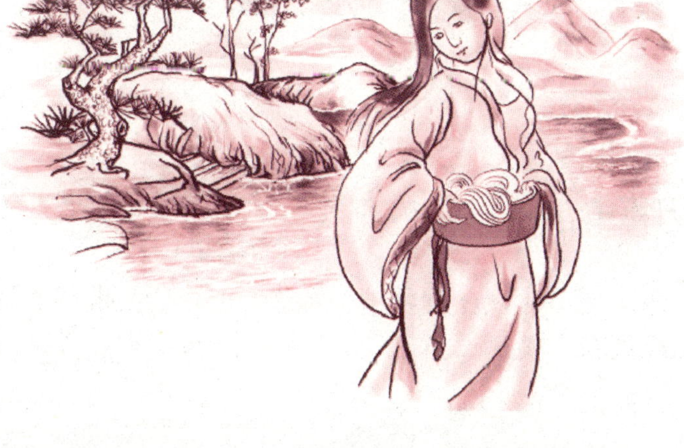

《素问·四气调神大论》指出："夫四时阴阳者，万物之根本也，所以圣人春夏养阳，秋冬养阴，以从其根，故与万物沉浮于生长之门。逆其根，则伐其本，坏其真矣。"这是古人四时调摄养生的宗旨，告诫人们要遵循自然的规律，顺应四季的阴阳变化，春夏养阳，秋冬养阴。

立秋这个节气的特点是气候开始由热转凉，而从阴阳的角度来看，"秋者阴气始下，故万物收"，即指秋季阳气渐收，阴气渐长，是万物成熟和收获的季节。人体的阴阳与之相应，也出现阳消阴长的情况，因此养生要顺应阴气的增长，顾护阴气，注重养阴。

从五行的归属来看，秋属金，与肺相应，在志为悲为忧。悲忧易伤肺，肺气虚则机体对外界不良刺激的耐受性和抵抗力下降，易发生感冒等疾病。因此，宜调整情绪，使心志安宁，不要悲伤忧愁，求得内心的宁静和舒畅，以避秋天的肃杀之气。

在起居上，要"早卧早起，与鸡俱兴"。早卧有利于养护人体的阴气，早起到户外活动则可以舒展肢体，调节呼吸，养护肺气。

在饮食调养方面，也需要顺应阴阳的转化。《素问·藏气法时论》说"肺主秋""肺欲收，急食酸以收之，用酸补之，辛泻之"，可见酸味收敛肺气，辛味发散泻肺，秋天宜收不宜散，因此要尽量少吃葱、姜等辛味食物，适当多吃酸味食物。另外，秋季燥气当令，易伤津液，故饮食还应以滋阴生津、润肺为主，可适当食用芝麻、糯米、粳米、银耳、鸡蛋、鸭蛋、牛乳、蜂蜜、枇杷、百合等。

益气开胃鱼

【原料】黄鱼1条，香菜、葱、姜、胡椒粉、黄酒、麻油、味精、鲜汤、白醋、精盐、植物油各适量。

【制作】将黄鱼洗净后剞成花刀纹备用，葱、姜洗净切丝。

油锅烧热，将黄鱼下锅煎至两面见黄，捞出沥干油。锅内放少量油，热后，将胡椒粉、姜丝入锅略加煸炒，随即加入鲜汤、黄酒、精盐、鱼，烧至鱼熟，捞起放入深盘内，撒上葱丝、香菜；锅内汤汁烧开加入白醋、味精、麻油搅匀倒入鱼盘内即可。

【功效】健脾开胃，填精益气。

和胃生津五彩果

【原料】苹果、梨、柠檬各1个，菠萝半个，杨梅、荸荠各10个，白糖适量。

【制作】将苹果、梨、菠萝洗净去皮，分别用圆球勺挖成圆球，荸荠洗净去皮，杨梅洗净待用。将白糖加入50毫升清水中，置于锅内烧热溶解，待冷却后加入柠檬汁，把其他5种水果在盘中摆成喜欢的图案，食用时将糖汁倒在水果之上即可。

【功效】养阴生津止渴，和胃消食。

“处暑”说睡眠，饮食清热，睡眠安神

处暑节气，每年8月22、23或24日，视太阳位置到达黄经150°时开始。处暑的“处”含有终止的意思，就是说夏天的暑气到这个节令就结束了。在这个节气，养生要注意顺天时、顺人和，首先要调整的就是睡眠。

《灵枢·营卫生会》言：“夜半为阴陇，夜半后而为阴衰，平旦阴尽而阳受气矣。日中为阳陇，日西而阳衰，日入阳尽而阴受气矣。夜半而大会，万民皆卧，命曰合阴，平旦阴尽而阳受气，如是无已，与天地同纪。”《灵枢·口问》对此又进一步解释，夜半“阳气尽，阴气盛，则目瞑”；白昼“阴气尽而阳气盛，则寤

矣”。可见，针对睡眠问题，我们仍然需要顺应阴阳变化之理。

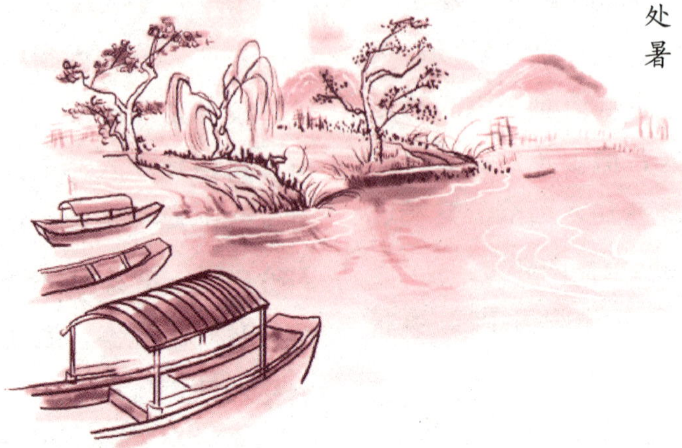

处暑

古人讲究“日出而作，日落而息”，其实，这是和自然界的阴阳变化相适应的。处暑时节正处在由热转凉的时期，自然界的阳气趋向收敛，阴气趋向增长，人体内阴阳之气也随之变化。从一日来讲，昼为阳，夜为阴，也存在阴阳消长的情况，而人体的阴阳之气也随之消长变化，有寤（觉醒而进入活动状态）和寐（睡眠而处于相对静止状态）的交替。寤属阳，为阳气所主，寐属阴，为阴气所主。从中医所说的营卫之气（营气行于脉中，是富有营养作用的气；卫气行于脉外，具有保卫功能的气）的角度来看，《灵枢·营卫生会》中说：“卫气行于阴二十五度，行于阳二十五度，分为昼夜，故气至阳而起，至阴而止。”显然，这里所说的“至阳而起”指的就是应着阳气生发的时候起床，而这里的“至阴而止”说的则是要顺应阴气转盛而入睡。由此可见，人体睡眠的节律与自然界阴阳之气的变化相应，睡眠要顺应昼夜的变化。通俗地说，到了应该睡眠的时间就要睡眠，到了应该起床的时间就要起床，不宜熬夜不眠或早晨赖床贪睡，否则，可使身体卫气的运行逆乱而发生疾病。

饮食调养方面，处暑时节宜多食益气养阴、安神之品，例如，银耳、百合、莲子、大枣、蜂蜜、糯米、芝麻、鸡蛋、豆类及奶类等。下面提供两款食谱，以供参考选用。

益气生津拌豆腐

【原料】豆腐1块，青椒3个，香菜10克，香油、精盐、味精各适量。

【制作】将豆腐用开水烫透，捞出沥水，待凉后切成小块。将青椒用开水焯一下，切碎，香菜切末。将豆腐、青椒、香菜、香油、精盐、味精搅拌均匀，盛入盘内即可。

【功效】益气宽中，生津润燥。对胃口不开、食欲不振者尤其适宜。

惊悸易醒百合脯

【原料】生百合60克，蜂蜜2汤勺。

【制作】将百合用清水洗净放入碗内，浇上蜂蜜，放入蒸锅内蒸30分钟出锅，或烘干或风干即可。分5等份，每晚睡前食用1份。

【功效】养阴安神。适于睡眠不宁、惊悸易醒者。

"白露"防着凉，补气主食就用精白面

白露节气，每年9月7、8或9日，视太阳位置到达黄经165°时开始。《月令七十二候集解》："阴气渐重，露凝而白也。"因为此时气温渐凉，晨起时草木上可见到白色的露水。白露时节，天气已经进入实质性转凉期，人体已经没有了热燥之感，相反，会有一点寒凉的感受。

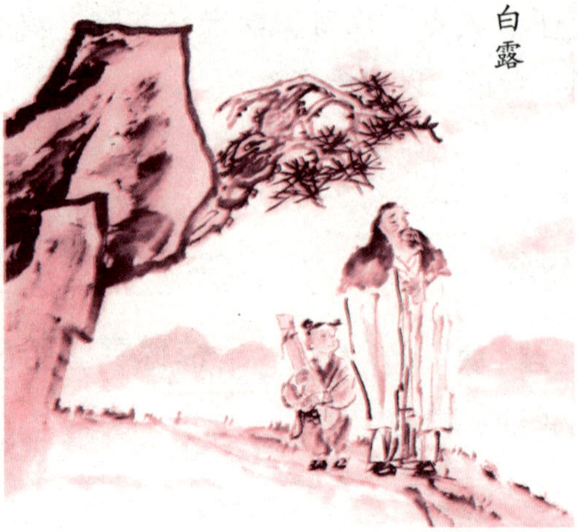

白露

白露时节，阳气逐渐衰弱，阴气逐渐加重，天气转凉。这时夏季风逐渐为冬季风所代替，多吹偏北风，冷空气南下逐渐频繁，加上太阳直射地面的位置南移，北半球日照时间变短，日照强度减弱，夜间常晴朗少云，地面辐射散热快，故气温下降速度也逐渐加快。白露时节养生首先要注意避免着凉。对比来看，前面说的处暑时节，尽管已经进入秋季，我们仍然可以时不时露胳膊露腿，一般而言，不会有什么大碍，但到了白露的时候，就要当心了，说不定早晚时疏忽而少穿了衣服，就可能着凉感冒。民谚有“白露秋分夜，一夜冷一夜”“白露勿露身”，意思是说，到了白露和秋分时节，就会一天比一天冷，尤其是夜里，白露时节就不要露体了，以防止着凉。如果在处暑的时候还不急于增加衣服，此时就应适当地增加衣服，晚上夜寝的时候应关好门窗，盖薄被，防止外寒内袭而致病。

在饮食方面，白露时节要多吃富含维生素的食品，中医建议适当吃些温补的食物。温热性食物有温经、助阳、活血、通络、散寒等作用，其中辣椒、花椒、胡椒等为热性食物；樱桃、荔枝、桂圆、橘子、石榴、核桃仁、韭菜、南瓜、大蒜、葱、姜、小茴香、鲫鱼、鲢鱼、淡菜、虾、海参、鸡肉、羊肉等为温性食物。进补因人而异，有吃辣习惯的人可适当吃些辣椒、胡椒之类；喜欢饮酒的可适量喝点酒，其中白酒、黄酒一定要稍温；喜欢吃红枣、桂圆者，可每天早晨吃几颗；喜欢吃酸味者，可适量吃些酸味食品。

很多人在凉爽的白露到来之时，依然大吃海鲜、肉类等，而忽略了季节性的易发病。在此提醒那些因体质过敏而引发鼻炎、哮喘等疾病的患者，少吃或不吃海鲜、生冷、辛辣酸咸、肥甘厚腻的食物，例如，带鱼、螃蟹、虾、韭菜花、胡椒等，宜以清淡、易消化的食物为主，还可选宣肺化痰、滋阴益气之品，例如，百合、沙参、西洋参、杏仁、川贝、枇杷等。

健脾补肺酥山药

【原料】鲜山药500克，白糖125克，植物油、醋、味精、淀粉、香油各适量。

【制作】将山药洗净，上锅蒸熟，取出后去皮，切1寸长段，再一剖两半，用刀拍扁。锅烧热后倒入植物油，等油烧至七成热时，投入山药，炸至发黄时捞出待用。另烧热锅，放入炸好的山药，加白糖和水2勺，小火烧五六分钟后，转大火，加醋、味精，淀粉勾芡，淋上香油起锅装盘即成。

【功效】健脾胃，补肺肾。对脾虚食少、肺虚咳嗽、气喘者较为适合。

化痰益气柚子鸡

【原料】柚子1个，公鸡1只，精盐适量。

【制作】将公鸡去毛、内脏洗净，柚子去皮留肉。将柚子放入鸡腹内，再放入蒸锅中蒸熟，出锅时加入精盐调味即可。

【功效】补肺益气，化痰止咳。

“秋分”话补泻，虚则补之，实则泻之

秋分节气，每年9月22、23或24日，视太阳位置到达黄经180° 时开始。秋分这天太阳几乎直射地球赤道，全球各地昼夜等长。秋分，“分”即为“平分”“半”的意思，除了指当日昼夜平分外，还有一层意思是平分了秋季。秋分日后，太阳光直射位置南移，北半球昼短夜长，昼夜温差加大，气温逐日下降。

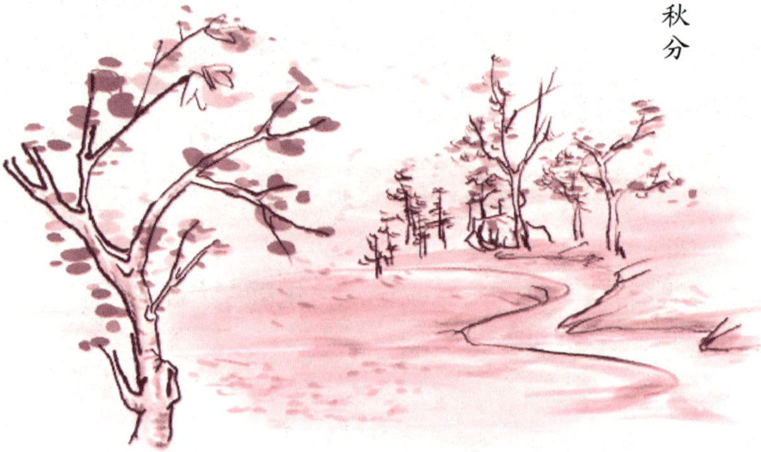

秋分

秋分时节，人们已经可以感到明显的凉意，此时养生的根本在于维护人体的阴阳平衡，遵循“阴平阳秘”的原则，使机体的阴阳不出现偏盛或偏衰。《素问·上古天真论》说：“上古之人，其知道者，法于阴阳，和于术数，食饮有节，起居有常，不妄作劳，故能形与神俱，而尽终其天年，度百岁乃去。”在食物搭配和饮食调剂方面，中医以阴阳平衡作为基本的出发点，将饮食分为宜与忌，而且强调不同的人有不同的宜忌，比如，痰湿体质的人应忌食油腻食物；火盛体质的人应忌食辛辣食物；患有皮肤病、哮喘的人应忌

食虾、蟹等海产品；胃寒的人应忌食生冷食物；阴气不足而阳气有余的老年人，则应忌食大热峻补之品；发育中的儿童，如无特殊原因不宜过分进补。这里关于饮食进补的宜忌，实际上也是一个调节体质或针对疾病而补泻的过程，就是中医所讲的防止阴阳失调而导致实者更实、虚者更虚。所以说，食补要遵循“虚则补之，实则泻之”的原则。

通经续筋酱香蟹

【原料】河蟹（海蟹亦可）500克，姜、葱、醋、酱油、白糖、干面粉、味精、黄酒、淀粉、食用油各适量。

【制作】将蟹清洗干净，斩去尖爪，蟹肚朝上，齐正中斩成两半，挖去蟹鳃，将蟹肚被斩剖处抹上干面粉。将锅烧热，放油入锅烧至五成热，将蟹（抹面粉的一面朝下）入锅煎炸，待呈黄色后，翻身再炸，使蟹四面受热均匀，至蟹壳发红时，加入葱、姜末、黄酒、醋、酱油、白糖、清水，烧8分钟左右至蟹肉全部熟透后，收浓汤汁，入味精，再用水淀粉勾芡，淋上少量明油出锅即可。

【功效】活血通经，续筋骨。

祛痰除烦炝竹笋

【原料】竹笋400克，海米25克，料酒、精盐、味精、高汤、植物油各适量。

【制作】将竹笋洗净，用刀背拍松，切成4厘米的长段，再切成一字条，放入沸水锅中焯去涩味，捞出过凉水。将油入锅烧至四成热，投入竹笋稍炸，捞出沥干油。锅内留少量底油，加入竹笋、高汤、精盐略烧，入味后出锅；再将炒锅放油，烧至五成热，下海米，烹入料酒、高汤少许，加味精，将竹笋倒入锅中翻炒均匀装盘即可。

【功效】祛痰下气，除烦泻热，通便。

“寒露”藏阴精，甘淡之食补脾益胃

寒露节气，每年10月7、8或9日，视太阳位置到达黄经195° 时开始。寒露的意思是气温比白露时更低，地面的露水更冷，快要凝结成霜了。此时我国大部分地区被冷空气控制，秋高气爽，白天气温适中，昼夜温差大。

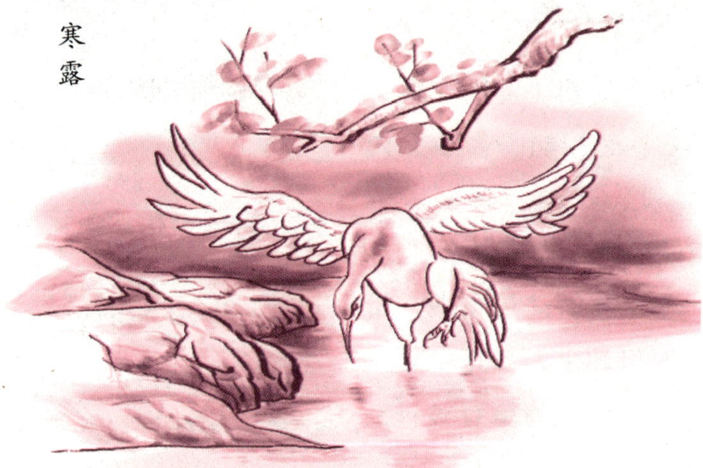

寒露时节，昼夜温差增大，而且随着温度的不断下降，感冒病毒的致病力增强，人们要调整作息时间，早睡早起，注意添加衣服，特别要注意脚部保暖，同时加强体育锻炼。另外，寒露时节很多疾病的发生会危及老年人的生命，其中最应警惕的是心脑血管病变。另外，老年慢性支气管炎（简称老慢支）患者感冒后常易导致急性发作。因此，要采取综合措施，积极预防感冒。

寒露时节，饮食调养应注重收敛人体阳气，潜藏人体阴精，尤应以保养阴精为主。金秋之时，燥气当令。肺在五行中属金，故肺气与金秋之气相应，此时燥邪之气易侵犯人体而耗伤肺之阴精，如果调养不当，人体会出现咽干、鼻燥、皮肤干燥等秋燥症状。因此，暮秋时节的饮食调养应以滋阴润肺、生津润燥为宜。在这个时节可以多吃一些甘淡滋润的食品，既可补脾胃，又可养肺润肠，防治咽干口燥等症。民间有“秋之燥，宜食麻以润燥”的说法，说明芝麻是秋季保养的佳品。另外，还可多食糯米、粳米、蜂蜜、乳制品等柔润食物，同时增加鸡、鸭、牛肉、猪肝、鱼、虾、大枣、山药等以增强体质，并宜多吃梨、柿、香蕉、胡萝卜、冬瓜、藕、百合、银耳、豆类、菌类、海带、紫菜等。少吃辛辣之品，如辣椒、生姜、葱、蒜等。中老年人和慢性病患者可适当多吃些红枣、莲子、山药、鸭、鱼、肉等食品。

“霜降”话平补，敛肺气防咳嗽

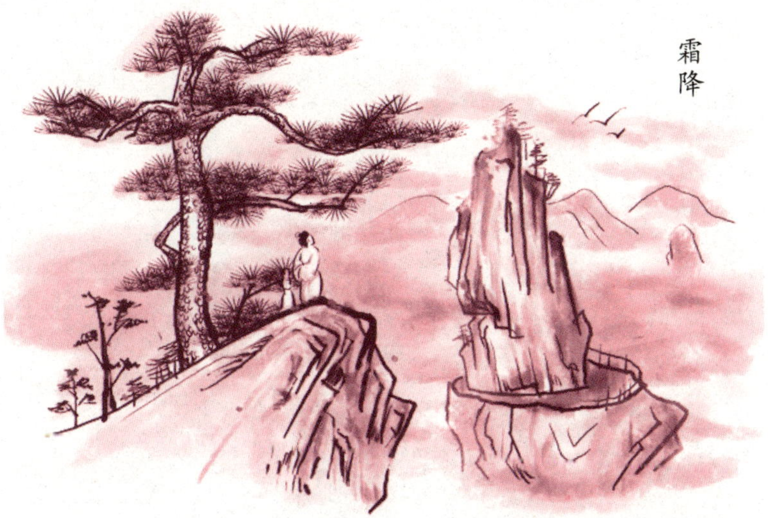

霜降节气，每年10月23日或24日，视太阳位置到达黄经210°时开始。《月令七十二候集解》：“气肃而凝，露结为霜矣。”每年初霜期与南下冷空气的路径和强度有关，常在强冷空气侵入后出现。此时，我国黄河流域已出现白霜，千里沃野上，一片银色冰晶熠熠闪光，枯黄的树叶在秋风中飘零。霜降时节，有的动物已经进入冬眠状态，有的动物准备进入冬眠状态，那么，人们在这个时候如何养生呢？宜注意保暖，适当饮食进补。

从疾病的角度来看，这个时候天气转凉，是易犯咳嗽的季节，也是慢性支气管炎容易复发或加重的时期。根据中医养生学的观点，春要升补、夏要清补、长夏要淡补、秋要平补、冬要温补，因此霜降时节以平补为原则，可以多吃润燥生津且有化痰止咳功效的梨，也可选择健脾和中、生津止渴的苹果，以及具有清肺、利咽、生津、化痰止咳功效的杏、枇杷、橄榄等。敛肺气、定喘咳、缩小便、止带浊，则可以选择白果。

冬养生，水始冰、地始冻，宜闭藏精气

我国传统上以二十四节气的“立冬”作为冬季的开始。冬季寒冷，生气闭蓄，万物进入休养、收藏的状态。《素问·四气调神大论》说：“冬三月，此谓闭藏，水冰地坼，无扰乎阳，早卧晚起，必待日光，使志若伏若匿，若有私意，若已有得，去寒就温，无泄皮肤，使气亟夺，此冬气之应，养藏之道也。逆之则伤肾，春为痿厥，奉生者少。”是说人们养生应该顺应冬季气候的变化，闭藏精气，避寒保暖，不要劳顿伤身或烦扰伤神。

“立冬”话厚补，助消化勿忘腊八粥

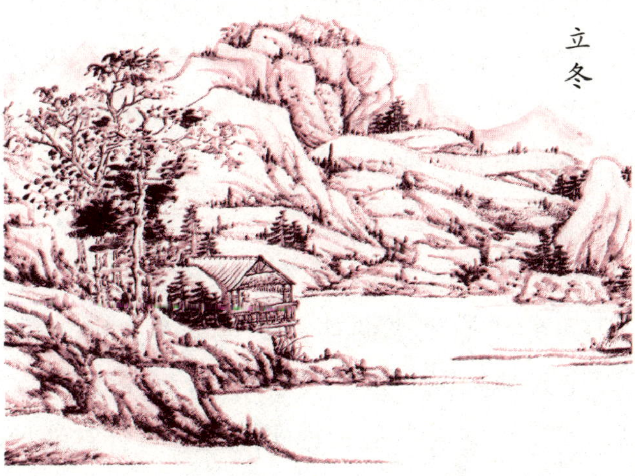

立冬节气，每年11月7日或8日，视太阳位置到达黄经225°时开

始。此时，北半球获得的日照时间将继续缩短，由于地表还贮存着一部分热量，所以初冬时期还不是很冷，随着时间推移，冷空气活动逐渐频繁，气温下降趋势加快。立冬是表示冬季开始，万物收藏而规避寒冷的意思。从天人相应的角度出发，《黄帝内经》提出了“冬养藏”的养生之道。

冬季天寒地冻，万木凋零，生机潜伏闭藏，人体的阳气也随着自然气候的转化而潜藏于内。因此，冬季养生宜顺应自然界闭藏之规律，以敛阴护阳为根本，注重精神调养、起居调养和饮食调养。

精神调养方面，要保持情绪安宁，含而不露以避免烦扰，使心神安定。

冬季是进补的好时机，不少人总是担心“不及”，以为多多进补有益，而往往补得“太过”，其实立冬之后要适当进补，而且进补之前最好先做一个引补。引补可选红枣、花生炖牛肉，也可煮食生姜大枣牛肉汤，以调整脾胃功能。说得通俗点，就是先给肠胃打个招呼，希望食欲能被打开，脾胃功能健旺，使肠胃做好消化牛羊肉等厚味食物的准备，然后再开始补。

关于立冬进补，不同地区的人们有不同的补法。例如，西北地区天气寒冷，进补宜选牛肉、羊肉、狗肉等大温大热之品；而长江以南的地区虽已立冬，但气温要温和许多，进补应以鸡肉、鸽肉、鱼类甘温平补之味为宜；地处高原山区，雨量较少且气候偏燥，则应以果蔬、冰糖等甘润生津之品为宜。

另外，食有谷肉果菜之分，人有男女老幼之别，还应根据人体生长规律、中医养生原则来调补，少年重养，中年重调，老年重保。具体到每个人则应根据体质来进补，若有疾病则宜辨证施治和调养。因此，“冬令进补”应根据实际情况有针对性地选择清补、温补、小补、大补，万不可盲目“进补”。

关于进补，还要防止陷入一个误区，即说到补就是吃大鱼大肉等荤菜。纠正这种进补的错误观念，还可以防止人们在冬季摄入蔬菜的量过少而出现维生素、膳食纤维等不足的现象。维生素及膳食纤维等缺乏可导致口腔溃疡、牙龈肿痛或出血、大便秘结等症状。

喜欢喝粥的人们，可以常喝腊八粥，腊八粥有很好的健脾胃、益气血、养阴生津的作用。小麦粥有养心除烦的作用，芝麻粥可益精养阴，萝卜粥可消食化痰，胡桃粥可养阴固精，茯苓粥可健脾养胃，大枣粥则可益气和胃、养血，人们可以根据情况选择食用。下面列举两款立冬进补的膳食方。

滋阴补虚蒸老鸭

【原料】冬虫夏草5个，老雄鸭1只，黄酒、生姜、葱白、精盐各适量。

【制作】将老鸭去毛、内脏，冲洗干净，放入水锅中煮开至水中起沫捞出，将鸭头顺颈劈开，放入冬虫夏草，用线扎好，放入大钵中，加黄酒、生姜、葱白、精盐、清水适量，再将大钵放入锅中，隔水蒸约2小时，鸭熟即可。

【功效】补虚益精，滋阴益胃，补肺益肾。本方以冬虫夏草为主，补肺益肾，益精血；以老鸭为辅，滋阴补虚。两者合用，共成补虚益精、滋阴益胃、补肺益肾之药膳。外感未清者不宜食用。

生津开胃砂糖藕

【原料】番茄2个，藕1节，砂糖适量。

【制作】将番茄去皮切片，藕切片后用开水煮3~5分钟，两者一并放入盘中，撒上砂糖拌匀即可。

【功效】健脾开胃，生津止渴。

“小雪”话抑郁，静者寿，躁者夭

小雪节气，每年11月22日或23日，视太阳位置到达黄经240°时开始。此时每当有较强的冷空气南下，黄河流域开始下雪，但雪量通常较小。

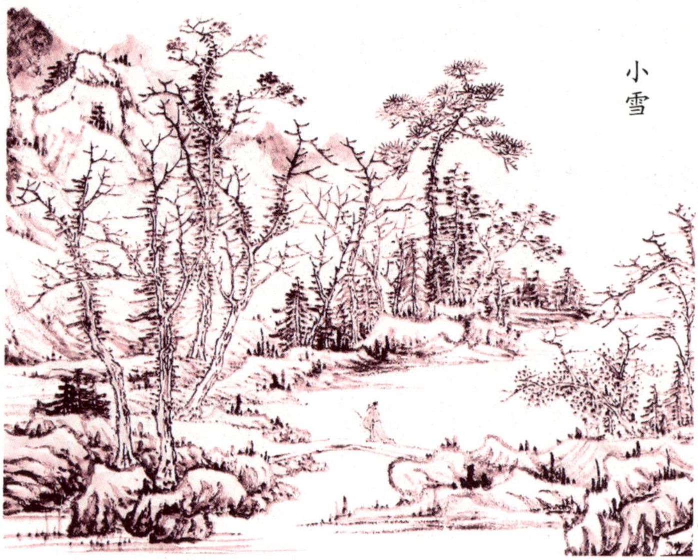

小雪节气，养生应注意什么呢？这个时节晨雾比较大，因此建议不要过早地起床进行体育锻炼。饮食调养宜遵循“虚者补之，寒者温之”的原则，饮食不宜过凉，以热量较高的膳食为宜，但要防止吃得过多而生燥热。宜食用一些平和的温补食材及滋阴潜阳之物，例如，牛肉、羊肉、乌鸡、鲫鱼、海参等，多饮豆浆、牛奶。同时，多吃新鲜蔬菜，例如，萝卜、白菜、青菜等，以避免缺乏维生素。

从情志调节的角度来看，小雪时节，天气时常是阴冷晦暗的，此时人们的心情也会受到影响，特别是那些患有抑郁症的朋友更容易导致病情加重。如何进行调节呢？《素问·上古天真论》曰："夫上古圣人之教下也，皆谓之虚邪贼风，避之有时，恬惔虚无，真气从之，精神内守，病安从来。是以志闲而少欲，心安而不惧，形劳而不倦，气从以顺，各从其欲，皆得所愿。"这里从内外两个方面说明了如何养生。对外，要顺应自然界的变化，并避免邪气的侵袭；对内，要控制自己的欲望和情绪，心神宁静，情绪稳定、舒畅，使精气神内守而不散乱，从而保持人体形神合一的健康状态。

另外，人到中年，无论男性还是女性，在单位是工作的主力军，在家里上有老、下有小，常常烦恼多、压力大，如果不及时调节情绪，时间久了就会导致压抑、郁闷的精神状态。临床医学调查研究显示，40岁左右的女性甲状腺、乳腺、卵巢、子宫等疾病的发病率很高。中医认为这些疾病多数与情志失调、肝经不舒有关。因此，有这些疾病的女性更应该调节好情绪。具体的调节方式当因人而异，可根据自己的兴趣，选择读书、听音乐、看喜剧、与家人聊天、与朋友聚会、下棋、打球等，以排解郁闷的情绪。建议严重的抑郁症患者去医院寻求专业的治疗，或咨询心理医生。

下面介绍两款食疗方。

补心解郁烤羊心

【原料】羊心1个，藏红花6克，鲜玫瑰花50克或无糖玫瑰酱15克，精盐适量。

【制作】将羊心切片备用。鲜玫瑰花捣烂取汁，放入小砂锅内，加清水适量，放入藏红花、精盐同煮，煮沸后，改文火继续煮15分钟浓缩取汁备用。羊心串成串，蘸上玫瑰红花汁，在火上反复翻烤至羊心熟透即可。

【功效】本品对心血不足而致惊悸不宁、郁闷不舒者有补心解郁之功效。孕妇不宜食用。

滋阴润燥芝麻兔

【原料】兔子1只，黑芝麻、姜、葱、花椒、精盐、味精、香油各适量。

【制作】将兔肉洗净，开水煮沸5分钟后捞出，黑芝麻炒香待用。锅内放入清水烧开后，放入姜、葱、花椒、精盐，再将兔肉放入同煮至六成熟捞出，汁不用，锅内重新倒入卤汁烧沸，下入兔子卤熟捞出，切块放入盘中，加上味精、香油，撒上黑芝麻即可。

【功效】补益肝肾、滋阴润燥，适宜抑郁症的朋友，对病后体弱、阴虚便秘、肺虚咳嗽的患者同样适用。

“大雪”话壮阳，补血益精充髓

大雪节气，每年12月6、7或8日，视太阳位置到达黄经255°时开始。大雪时节，黄河流域降雪开始增大，次数增多，并有短时地面积雪。江南地区因地温偏高，积雪较少见。

大雪时节，天气寒冷，起居调养方面，中医认为应“无扰乎阳”，“冬时天地气闭，血气伏藏，人不可作劳汗出，发泄阳气”，且宜早卧晚起。也就是说，在寒冷的冬季，不要扰动阳气而破坏人体阴阳转化的生理机能，应当早睡晚起，保证充足的睡眠，并且不宜运动或劳作太过而汗出，这样有利于阳气潜藏、阴精蓄积。

若室温过低，衣着过少、过薄，既易感冒又易耗损阳气。反之，若室温过高，衣着过多、过厚，则易致腠理开泄，使阳气不得潜藏，寒邪易入侵。中医学认为，“寒为阴邪，常伤阳气”，人体阳气虚弱，脏腑新陈代谢的功能会下降。因此，冬季起居调养切记“养藏”。

大雪时节是"进补"的大好时机。然而，很多人对"进补"存在一些认识上的误区，有人认为吃点营养价值高的食物就是补，有人认为吃保健品就是补，有人认为吃人参、鹿茸、海参才能补，有的男人认为"补肾壮阳"就是补。而且同样的补药，有人吃了可以补益身体，有人吃了则会上火或产生痰湿。其实，随意进补，往往不仅无益，还可能伤害身体。中医认为，任何一种药物或食物都有其特定的适应证，这由药食自身的性味、功效所决定。进补需要根据节气、人的体质，以及疾病的阴阳盛衰来进行，可以咨询中医师。

下面提供两款膳食方，作为参考。

降压补脑蒜蓉茼蒿

【原料】大蒜3瓣，茼蒿250克，味精、精盐、香油各适量。

【制作】将茼蒿洗净，切一寸长段，大蒜捣烂为泥备用。锅内放入清水煮开，茼蒿下锅焯2分钟捞出沥水，然后将蒜泥、味精、精盐、香油同时放入，搅拌均匀盛盘即可。

【功效】开胃健脾，降压补脑。茼蒿可养心安神、健胃消食、润肺化痰，还有降血压和促进大脑发育的作用。大蒜有健胃消食、温中理气、解表的功效。大蒜所含蒜胺有助于促进脑细胞的生长发育。

补血益精烧海参

【原料】水发海参200克，火腿50克，植物油、黄酒、湿淀粉、白糖、生姜、葱白、酱油、精盐各适量。

【制作】将海参洗净，切成条块，放入滚水中略烫后捞出备用。将火腿切片备用。炒锅烧热放油，入葱、姜略炒，再放入海参、火腿翻炒至六七成熟，倒入黄酒、酱油、白糖、精盐、清水，小火煨至汤汁浓稠时，用湿淀粉勾芡即可。

【功效】补血益精，养血充

髓。适宜精血亏虚、产后虚羸、阳痿遗精、久病体虚、衰老瘦弱者食用。

“冬至”话饮食，益精养血

冬至节气，每年12月21、22或23日，视太阳位置到达黄经270°时开始。这一天太阳经过冬至点，北半球白天最短，夜间最长。冬至点是黄道上最南的一点，冬至这天太阳经过这个位置，之后，太阳位置逐渐北移。也就是说，过了冬至，北半球的白昼一天比一天长，阳气回升，古时有“冬至一阳生”的说法。

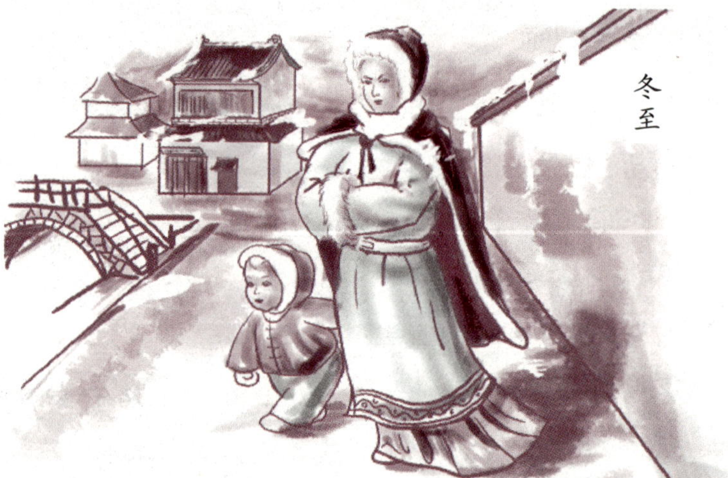

冬至，是二十四节气中一个重要的节气，在古代民间有“冬至大如年”的说法。冬至的习俗因地域不同而存在内容或细节上的差异。在中国南方地区，有冬至祭祖、宴饮的习俗。在中国北方地区，冬至日有吃饺子的习俗。

冬至的饮食习俗，各地有所不同。例如，在江南很多地方，汤圆是冬至必备的食品，“圆”意味着“团圆”“圆满”，冬至吃汤圆又叫“冬至圆”。在宁波的传统习俗中，番薯、汤果是冬至必吃的美食之一。“番”和“翻”同音，冬至吃番薯，寓意将过去一年的霉运全部“翻”过去。汤果，跟汤圆类似，但个头要小得多，和大拇指甲盖一样大小。广东、广西许多地区，人们在冬至日要吃烧腊，寓意加菜添岁。四川某些地区有冬至喝羊肉汤的习俗。在我国北方很多地区，冬至日有吃饺子的习俗，因为饺子有“消寒”之意，至今民间还流传着“冬至不端饺子碗，冻掉耳朵没人管”的民谚。虽然各地饮食习俗不同，但都应注意荤素搭配、营养均衡。

中医认为，男子贵在清心寡欲以养其精，女子应平心定志以养其血。也就是说，养生要注重益精髓、补气血，男子以精为主，当节欲保精；女子以血为用，宜补心血、定心志、疏肝养肝。

在此提供两款膳食方，以供参考选用。

温中羊肉炖萝卜

【原料】白萝卜500克，羊肉250克，姜、料酒、精盐各适量。

【制作】将白萝卜、羊肉洗净切块备用，锅内放入适量清水，将羊肉入锅，开锅五六分钟后捞出羊肉，水倒掉，重新换水烧开后放入羊肉、姜、料酒、精盐，炖至羊肉六成熟时，将白萝卜入锅炖至羊肉熟烂。

【功效】温中补虚，补肾壮阳。对腰膝酸软、困倦乏力、肾虚阳痿、脾胃虚寒者更为适宜。从冬至日起可常吃羊肉炖萝卜。吃萝卜时不能和人参、西洋参、首乌同服。

养阴润燥拌菠菜

【原料】菠菜500克，精盐、麻油各适量。

【制作】将菠菜洗净，开水焯熟，捞出入盘，加入适量精盐，淋上麻油拌匀即可。

【功效】补血养阴润燥，疏肝理气，止咳润肠。

另外，建议大家多吃山药（蒸、煮均可），山药有健脾、补肺、固肾益精的作用。

“小寒”话痤疮，相宜相忌防五味所伤

小寒节气，每年1月5、6或7日，视太阳位置到达黄经285°时开始。小寒的天气特点是天渐寒，尚未大冷。在小寒时节，太阳直射点还在南半球，北半球的热量还处于散失的状态，白天吸收的热量还是少于夜晚释放的热量，因此北半球的气温还在持续降低。

民间有句谚语叫“小寒大寒，冷成冰团”，意思是说大寒和小寒都很冷。很多人认为大寒比小寒更冷，好像是最严重的寒冷称为大寒，稍弱一点的寒冷称为小寒一样，其实并不完全如此。根据我国长期以来的气象记录，在北方地区小寒节气比大寒节气更冷，有“小寒胜大寒”一说；但南方大部分地区，全年最低气温仍然会出现在大寒节气内。在严寒的天气里一定要注意防寒保暖。

俗话说“民以食为天”，中医认为“安身之本，必资于食”“不知食宜者，不足以生存也”,说明了饮食养生的重要性。中医饮食养生有几个基本的原则：其一是要有节，其二是要均衡，其三是要对性。这里说的饮食要对性，是说人的体质要和吃的食物之间不发生冲突，也就是人们常说的因人而食。有些年轻人自恃机体代谢旺盛、胃肠功能强盛，就过食肥甘厚味、辛辣之品，结果导致“青春痘”，也就是我们常说的痤疮。如何防治痤疮呢？首先要注意个人卫生，用温水洗脸，常洗澡，少吃油腻、辛辣、寒凉的食品，多吃水果、蔬菜，避免便秘。不要用手挤捏痤疮，否则，痤疮消退，

疤痕依在，如果手不干净，还可能造成感染。因此，小寒时节人们注重饮食进补无可非议，但不可无章无法，不要大补特补，要适当进补，而且要“因人施膳”，根据自己的体质和身体需求来进补。中医认为，饮食以养生，若不知物性有相宜相忌，纵然杂进，轻则五内不和，重则立兴祸患。

生津除烦丝瓜粥

【原料】丝瓜500克，西红柿3个，粳米100克，葱、姜末、精盐、味精各适量。

【制作】将丝瓜洗净去皮，切小片；将西红柿洗净，切小块备用。将粳米洗净放入锅内，倒入适量清水，置火上煮沸，改文火煮至八成熟，放入丝瓜、葱、姜末、精盐煮至粥熟，放西红柿、味精稍炖即成。

【功效】清热，化痰止咳，生津除烦。患有痤疮的人可长期食用。

“大寒”话风寒，宜食温散风寒之物

大寒节气，每年1月20日或21日，视太阳位置到达黄经300°时开始。大寒，是天气寒冷到极点的意思，民谚有“小寒大寒，无风自寒”。到了大寒，人们在隐隐之中已经有了大地回春的感觉，而且人们盼望的新年就快到了。此时，人们开始忙着除旧布新，准备过新年。

《灵枢·本神》曰：“故智者之养生也，必顺四时而适寒暑，和喜怒而安居处，节阴阳而调刚柔，如是则僻邪不至，长生久视。”人们养生要遵循自然界变化的规律，防御外邪的侵袭，因此在寒冷的大寒时节避寒保暖仍然是关键。

说到饮食养生，古有“大寒大寒，防风御寒，早喝人参黄芪酒，晚服杞菊地黄丸”之说。大寒是二十四节气中的最后一个节气，与新一年的立春相接，所以在饮食上与小寒应略有不同。首先，从量上来看，冬三月的进补量由立冬开始增加，至大寒时，冬季即将结束，进补量应逐渐减少；其次，为适应春天升发的特性做准备，进补时应适当增添一些具有升散性质的食物；最后，可以适当摄入一些温散风寒的食物以防御风寒邪气的侵扰，从而避免在这个时期出现呼吸系统传染性疾病。具有辛温解表、发散风寒作用的食物有紫苏叶、生姜、大葱、辣椒、花椒、桂皮等。

下面介绍几款适宜大寒时节食用的膳食。

发散风寒蛋菜汤

【原料】鸡蛋1枚，香菜10克，葱白、生姜各5克，精盐、淀粉、味精、香油各适量。

【制作】取鸡蛋液搅拌均匀，将香菜、葱白、生姜洗净后切为碎末。将清水在锅中烧开，加入少许水淀粉，使汁液略稠后，将搅拌好的鸡蛋液慢慢倒入，使之成片状。再加入香菜、葱、姜，以及精盐、味精等调料，出锅前加入少许香油即可。

【功效】此方具有祛风散寒、发汗解表的作用，适用于轻度感冒初期。

气血两益八宝粥

【原料】糯米、大米各100克，赤小豆、薏米、大枣各50克，莲子、枸杞子、桂圆肉各20克，白糖适量。

【制作】将赤小豆、薏米、莲子用清水洗净，浸泡2小时，再加入糯米、大米、大枣、枸杞子、桂圆肉，用旺火煮熟，加白糖适量食用。

【功效】有健脾益气、养血安神的作用，适用于身体虚弱、倦怠乏力等气血两虚的人群。